Maria Theodora Freifrau von dem Bottlenberg-Landsberg

Im Wirbel der Zeiten

Maria Theodora Freifrau von dem Bottlenberg-Landsberg

# Im Wirbel der Zeiten

Das Leben der Anna (Prinzessin)
Schwarzenberg

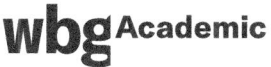

Die Deutsche Nationalbibliothek verzeichnet diese Publikation
in der Deutschen Nationalbibliographie; detaillierte bibliographische
Daten sind im Internet über http://dnd.d-nb.de abrufbar

wbg Academic ist ein Imprint der wbg
© 2021 by wbg (Wissenschaftliche Buchgesellschaft), Darmstadt Die
Herausgabe des Werkes wurde durch die
Vereinsmitglieder der wbg ermöglicht.
Umschlagsabbildung aus dem Privatbesitz der Autorin
Satz und eBook: Satzweiss.com Print, Web, Software GmbH
Gedruckt auf säurefreiem und
alterungsbeständigem Papier
Printed in Germany

Besuchen Sie uns im Internet: www.wbg-wissenverbindet.de

ISBN 978-3-534-40462-9

Elektronisch sind folgende Ausgaben erhältlich:
eBook (PDF): 978-3-534-40464-3
eBook (epub): 978-3-534-40463-6

# Inhalt

Mit einem Bein stand sie im Mittelalter,
mit dem anderen winkte sie in die Neuzeit.
(aus einem Schulaufsatz)

# Einleitung

Der Mensch – das unbekannte Wesen ... Er erinnert an das faszinierende Spielzeug unserer Kindheit, das Kaleidoskop, in dem die immer gleichen bunten Glasstückchen nach jedem Schütteln überraschend neue Muster bildeten. Dieser Gedanke könnte den Porträts Pablo Picassos zugrunde liegen. Aus einzelnen Bruchstücken in den unterschiedlichsten Farben entstehen Abbildungen von Menschen in beeindruckender Intensität. Doch darf bei diesen Porträts nie außer Acht gelassen werden, dass sie aus Bruchstücken bestehen, dass sie aus unterschiedlich geformten Teilen zusammengesetzt wurden. Wenn man diese Porträts genau anschaut, vermitteln sie immer auch den Eindruck von großer Zerrissenheit.

Schon jeder Versuch, das weder einheitliche noch harmonische Leben der Anna Prinzessin Schwarzenberg mit der Feder zu beschreiben, steht rein äußerlich vor diesem Problem: Ihre Biographie ist uns nur in Bruchstücken überliefert, die sich auch widersprechen: da ein Brief, dort eine Reisebeschreibung, der eine oder andere Lebenslauf und einige kleine Anekdoten. Doch dieses Problem betrifft das Formale, ist ein Problem der Nachwelt und gilt für den Versuch, ihr Leben heute zu beschreiben.

In ihrem Nachruf auf Anna Schwarzenberg hat ihre langjährige Freundin Karolina Lanckorońska von ihren Zeitgenossen folgendes Bild entworfen:

> „Die um die Jahrhundertwende geborenen Menschen unserer Generation sind selten einheitlich und harmonisch, sie können es fast nicht sein, wenn sie in der Zeitenwende innerlich lebendig geblieben sind. Braucht es doch einer außerordentlichen seelischen Kraft, um die Vergangenheit in die Gegenwart mitzunehmen und aus beidem ein einheitliches Ganzes zu schaffen."[1]

---

[1]   Karolina Lanckorońska: Eine begnadete Seele. Zur Erinnerung an Anna Schwarzenberg. In: *Der Volksbote*, 14. März 1954, S. 8, Nr. 11.

Anna Schwarzenberg trug im Laufe ihres Lebens mehrere Namen, die sie zum Teil selbst wählte, die ihr aber auch aufgezwungen wurden. Immer ging damit auch eine Änderung ihrer jeweiligen Identität einher. Identität wird aber auch immer von dem geprägt, wie das Umfeld uns sieht. Anpassung kann immer auch Verlust von Identität mit sich bringen.

Schon in den Vorstellungen der alten Völker spielte der Name eine große Rolle. In der Schöpfungsgeschichte beauftragt Gott die ersten Menschen, nachdem er sie beim Namen gerufen hatte, den Tieren Namen zu geben. Auch in den Märchen wird dem Namen große Bedeutung zugemessen. Wer den Namen des anderen kennt, gewinnt, wie z. B. im Rumpelstilzchen, Macht über ihn.

Anna Schwarzenberg war meine Tante, da sie eine ältere Schwester meiner Mutter war. Ich verdanke ihr viel.

# Kindheit und Jugendjahre

Monarchien schienen noch eine weitgehend unangefochtene Staatsform zu sein, als die kleine Prinzessin Anna am 23. September 1887 im Schloss Frauenberg, dem heutigen Hluboká, im damaligen Böhmen geboren wurde.

Schloss Hluboká, das wunderschön eingerichtet war und eine Fülle von repräsentativer Räumen besaß, ist heute das Gästehaus für wichtige Staatsbesucher der Tschechischen Republik. Wenn keine Gäste das Schloss bewohnen, besuchen es zahlreiche Touristen aus aller Herren Länder.

Schloss Hluboká war ursprünglich ein Renaissanceschloss, das aber im 19. Jahrhundert im reinen Tudorstil umgebaut wurde. Die Beziehungen des böhmischen Adels nach England waren sehr intensiv. Das hatte vor allem mit dem Reitsport zu tun, in dem man die Vorreiterrolle Englands neidlos anerkannte. Zu dem berühmten und wegen seines hohen Schwierigkeitsgrades auch berüchtigten Pardobitzer Springreitturnier reisten auch immer wieder Engländer an und wer von den böhmischen Aristokraten auf sich hielt, der beschäftigte einen Engländer als Stallmeister. Trotz dieser Verbindung zum 19. Jahrhundert war man durchaus modern. Das Haus besaß moderne Bäder und Wasserklosetts und man fuhr mit dem Auto.

Ich war schon als Kind beeindruckt von den Leuchtern in der Eingangshalle. Das waren imposante Hirschgeweihe, an denen elektrische Birnen befestigt waren. Auch das prachtvolle Palmenhaus, das dem Schloss im 19. Jahrhundert angefügt worden war, bewies das Interesse der Bauherren an der Moderne und der Industrialisierung: Eine Eisenkonstruktion hielt das Glas.

Am Eingang von Schloß Hluboká stehen noch heute zwei kleine Kanonen. Sie waren ein Geschenk des damaligen Krupp in Essen und zeigten, dass es durchaus adelige Familien gab, die den Austausch mit der neu aufkommenden Industrie pflegten.

Wenn die „Herrschaft", wie das hieß, anwesend war, wehte nicht nur auf dem Turm eine Fahne in den Wappenfarben blau-weiß, sondern am Eingangstor saß in einer kleinen Loge der Portier. Bekleidet war er mit einer dunkelblauen Livree, deren Knöpfe das Wappen der Familie zierten (der Rabe, der einem abgeschlagenen

Türkenkopf die Augen aushakt). Auf dem Kopf des Portiers saß ein Dreispitz und in der Hand hielt er einen Stab, dessen silbernen Knauf wieder das Wappenbild zierte, die Erinnerung an die Schlacht bei Raab, als ein Schwarzenberg die Türken schlug.

Der große Besitz der Schwarzenbergs in Südböhmen war nicht im Laufe der Jahrhunderte von der Familie zusammengetragen worden. Ganz im Sinne des eigenen Herrscherhauses – „Tu felix Austria nube" – „Du glückliches Österreich, heirate" – war er weitgehend erheiratet worden.

Die Familie der Rosenbergs, der es in der Blütezeit Böhmens unter den Königen aus den Häusern der Přemysliden und der Luxemburger gelungen war, zu großem Einfluss und Reichtum zu gelangen, hatte in Südböhmen ein kleines Reich im Reich errichtet. Der letzte Spross der Familie, Peter Wok, fiel in Ungnade und wurde hingerichtet.

Den Besitz erbten die Eggenberger. Im 17. Jahrhundert heiratete der letzte Eggenberger eine Schwarzenberg. Das kinderlose Paar setzte den Neffen der Fürstin ein. So geriet der Besitz durch Heirat und Adoption an die Familie Schwarzenberg. Ihre Familienmitglieder dienten dem Hause Habsburg zu unterschiedlichen Zeiten auf unterschiedliche Weise. Da gab es den Sieger von Raab, dem es während der Türkenzeit gelang, die Türken zu schlagen. Im 19. Jahrhundert diente Felix Schwarzenberg nach dem Wiener Kongress seinem Kaiser als Innenminister. Kardinal Friedrich Schwarzenberg bewährte sich im kirchlichen Dienst. Feldmarschall Karl Schwarzenberg kämpfte erfolgreich gegen Napoleon. Große Förderung ließ Kaiserin Maria Theresia dem Schwarzenberg angedeihen, dessen Vater bei einer Jagd von ihrem Vater so angeschossen worden war, dass er verstarb. In der offiziellen Familiengeschichte wird berichtet, seine letzten Worte seien gewesen: „Kein schönerer Tod als von der Hand seines Herrn zu sterben." Innerhalb der Familie aber heißt es, er habe ausgerufen: „Das habe ich gewusst, dass der Trottel heute noch eine Dummheit macht."

Seinerzeit bewohnte die Familie jedes Jahr im Herbst während der Hirschbrunft mit ihren Gästen Schloss Frauenberg. Vor allem spielten aber auch die Entenjagden zu dieser Zeit eine große Rolle. Die Schützen benutzten kleine Boote auf den unterhalb des Schlosses im Tale liegenden Seen. Im Gegensatz zu sonstigen Jagdgepflogenheiten war diese Jagd ein Publikumsereignis. Am Ufer standen Zuschauer von nah und fern, die die Schützen und ihre Fähigkeiten, die vom Ufer aus aufsteigenden Enten im Fluge zu treffen, genau kannten und streng beurteilten.

Ihre Favoriten feuerten sie durch laute Zurufe an. Gute Leistungen wurden mit lautem Beifall belohnt.

Die Jagd war der Grund, dass Anna Schwarzenberg in Hluboká und keinem der anderen Schlösser, die der Familie gehörten, zur Welt kam.

Mit der kleinen Anna erblickte noch ein Knabe das Licht der Welt. Der Zeit seines Lebens in ihrem Schatten stehende Zwillingsbruder Edmund dürfte schon bei der Geburt seiner Schwester den Vortritt gelassen haben.

Wenige Tage später wurde das kleine Geschwisterpaar getauft. Anna erhielt die Vornamen Anna Maria Benedicta Huberta Vincenzia. Übrig blieb von dieser Litanei der Name Anna, der sich im Familienkreise zu Anni entwickelte.

Ihrem Vater, Johann Fürst Schwarzenberg, gehörte der größte land- und forstwirtschaftliche Betrieb im damaligen Böhmen, aber auch Besitzungen in Österreich und Bayern. Zu dem Grundbesitz gehörten neben Wäldern und Feldern auch Schlösser, Brauereien, Fischteiche und Sägwerke.

Das Gleiche gilt für die Familie von Annas Mutter Therese, zehn Jahre jünger als ihr Mann stammte auch sie aus einer der großen Familien des Habsburger Reiches. Fürstin Therese war eine geborne Gräfin von Trauttmansdorff-Weinsberg.

Annas Elternpaar war im damaligen Böhmen und ebenfalls in Österreich und in Süddeutschland nicht nur im Adel hoch angesehen.

Die Geburt der kleinen Anna fand unter Assistenz der örtlichen Hebamme statt. Fürst Johann fasste sofort Zutrauen zu ihr, als sie, ohne auf irgendeine Etikette zu achten, ihn darum bat, ihre Schürze im Nacken zuzubinden, da sie ihre Hände schon sterilisiert habe und sie daher nicht mehr mit ihren Haaren in Kontakt kommen wollte.

Peinlichste Sauberkeit galt als höchstes Gebot bei einer Entbindung. Diese Entdeckung des österreichisch-ungarischen Mediziners Ignaz Philipp Semmelweis[2] hatte das Schreckgespenst des tödlichen Mütterfiebers 20 Jahre vor der Geburt von Annas Vater gebannt. Aber die Angst davor war noch lange geblieben.

Die Kleinen fanden als Geschwister schon zwei Brüder und zwei Schwestern vor, zwei Schwestern sollten ihnen noch folgen.

Der groß gewachsene und gut aussehende Vater war schon aufgrund seiner gesellschaftlichen Stellung eine Respekt einflößende Persönlichkeit, letztlich aber hatte, nicht nur im Familienleben, die resolute, mollige und eher kleine Mutter das Sagen.

---

[2]   Ignaz Philipp Semmelweis, 1818–1865.

Therese Schwarzenberg war sich ihrer Position sehr sicher.

Seit sie als Fürstin residierte, so behaupteten Verwandte etwas boshaft und vielleicht auch ein bisschen neidisch, öffnete sie nur noch selten eigenhändig eine Türe. Sie wartete, bis ein Bediensteter die möglichst doppeltürigen Eingänge aufriss, die sie dann, trotz ihrer kleinen Statur, majestätisch durchschritt. Wenn sie mit der Pferdekutsche ausgefahren wurde, raste immer irgendein junger Forstangestellter mit dem Rad voraus, um die Wildgatter und Weidenzäune vor dem Gefährt ihrer Durchlaucht zu öffnen.

Von Fürst Johann, der sehr bescheiden und gewissenhaft war, wird berichtet, es habe ihm im Wiener Stephansdom ein freundlicher Beter einige Groschen zugesteckt, weil er ihn, dank seiner schäbigen Kleidung, für einen Bettler hielt.

Erzählungen innerhalb einer Familie lassen sich häufig in tatsächliche Familiengeschichte und in Familienmythos einteilen. Hier dürfte es sich um einen Familienmythos handeln, denn von dieser Anekdote gibt es auch in anderen Familien die unterschiedlichsten Variationen über zahlreiche sparsame und daher zu verehrende Familienoberhäupter.

Anna erhielt, wie ihre Geschwister, die damals in adeligen, aber auch großbürgerlichen Häusern übliche Erziehung.

Dem Säuglingsalter und dem Kinderzimmer ungefähr mit fünf Jahren entwachsen, übernahm eine Hauslehrerin den Unterricht der kleinen Anna. Schon vorher hatten die englische und die französische Gouvernante der älteren Schwestern, aber auch die Eltern Englisch und Französisch mit den Kindern gesprochen, da beide Sprachen oft von den Eltern im Alltag benutzt wurden. Mit dem Hauspersonal verkehrte man auf Tschechisch.

Anna Schwarzenberg wird später in ihrem Lebenslauf angeben, dass sie neben dem Deutschen sowohl das Englische wie auch das Französische perfekt beherrschte. Ihre durchaus annehmbaren Spanischkenntnisse fand sie im Sprechen weniger gut als im Schreiben, während sie ihr Tschechisch genau umgekehrt einschätzte. Hier sprach sie besser als sie schrieb. Im Italienischen bezeichnete sie ihre Kenntnisse im Sprechen und im Schreiben als durchaus gleich gut. Sie führte dann übrigens noch an, dass sie Polnisch, Bulgarisch, Serbokroatisch, Rumänisch und Portugiesisch verstünde.

All diese Sprachkenntnisse verdankte sie nicht allein der heimischen Schulstube, vieles wurde später dazu gelernt. Aber die Voraussetzungen zum Ausbau ihrer sicher großen Sprachbegabung wurden im Schulzimmer ihrer Kinder- und Jugendzeit gelegt.

Der Schulunterricht für die drei jüngeren Töchter muss hervorragend und ihre Lehrerin sehr gut gewesen sein. Zeichnen war selbstverständlich auch Bestandteil des Unterrichts. Sport wurde vor allem durch Reiten abgedeckt. Hier unterrichtete ein Reitlehrer, der oft aus England stammte. Pferde gehörten wie Hunde zum Haushalt.

Die drei Söhne wurden von einem Hauslehrer unterrichtet. Ihr Stundenplan war erweitert um Griechisch und Latein, mehr Mathematik und Naturwissenschaften. Alle Kinder legten einmal im Jahr an einer öffentlichen Schule eine Prüfung ab.

Bei den Söhnen führte der Unterricht zur Matura, dem Abitur, und damit zur Hochschulreife. Von den Töchtern machte keine das Abitur. Die damaligen öffentlichen höheren Mädchenschulen in Wien zielten nicht auf das Abitur ab und so war es auch den privat unterrichteten Schülerinnen nicht möglich, dort das entsprechende Examen abzulegen.

In der Erziehung aller Kinder wurde aber vor allen Dingen viel Sorgfalt auf die Vermittlung des katholischen Glaubens gelegt. Hier hatten alle Werte, die man den Kindern für ihr späteres Leben im privaten sowie im öffentlichen Leben zu vermitteln versuchte, ihre tief verankerten Wurzeln.

Allerdings, Auslegungen und Anwendungen dieser vorgegebenen Haltung sind zu allen Zeiten einem Wechsel unterworfen gewesen. Auch das religiöse Leben war immer an den „Mainstream", sprich den Zeitgeist, gebunden.

Anna Schwarzenberg war zu einer Zeit „sozialisiert", also erzogen worden, in der – und das schon seit Generationen – Verzicht und Opfer hohe Werte darstellten. Diese Werte bestimmten das gesellschaftliche Zusammenleben.

Wenn der Nationalismus gern als Erziehungsziel auf das Horazzitat: „Dulce et decorum est pro patria mori"[3] zurückgriff, so war es im Christlichen das am Kreuzestod Christi ausgerichtete Opfer, das den Verzicht um des anderen willen propagierte.

„Öpferchen bringen", bewusst verzichten zu lernen, das fing schon in der Erziehung des katholischen Kleinkindes an.

Die Fastenzeit und die Adventszeit wurden bewusst und streng eingehalten. Da ging es nicht um „Heilfasten", also nicht darum, dass Fasten gesund ist. Es ging bewusst um Verzicht, man brachte „Opfer".

---

[3]    Horaz (Quintus Horatius Flaccus), 65–8 v. Chr., Carmina 3,2, 13.

Dass es sich dabei um ein Ideal handelte, dass auch zum Missbrauch einlud, liegt auf der Hand – ebenso wie die Tatsache, dass die Menschen deshalb begannen, die Wurzeln dieser Vorstellungen zu hinterfragen.

Das öffentliche Leben, auf das in diesen Familien vorbereitet wurde, stand im Zeichen der Monarchie. Auch diese Staatsform war tief ins Religiöse eingebunden. Sie war hierarchisch, das heißt, man muss sich den Staat wie eine Leiter vorstellen, auf deren unterster Stufe der Bettler stand, über ihm folgten je auf einer Sprosse der Bauer, der Soldat, der Bürger, der Adelige, König und Kaiser und über allem Gott der Herr. Ihm waren alle untertan und auch verantwortlich, je höher sie standen, umso mehr. Alle standen in seiner Gnade, allerdings auch da gestaffelt.

Der Adel bereitete schon im Kinderzimmer den Nachwuchs darauf vor, im zukünftigen Leben Verantwortung zu übernehmen, nach unten und nach oben, sich in das Bild des Patriarchats einzufügen. Diese hierarchische Interpretation der Verantwortung für andere galt sowohl den eigenen Familienmitgliedern als auch den Angestellten gegenüber. Hier ging es selten um ein Miteinander und so war – den Betroffenen oft unbewusst – der Weg offen für Übergriffe, die auch zu Diskriminierungen führten.

In Annas Familie wurde der Ablauf des Jahres bestimmt durch die zeitlich festgelegten Aufenthalte in den verschiedenen Schlössern, im Sommer auf dem Land und im Winter in den Palais in Wien und Prag. So hatte jedes Zuhause im Jahreslauf einen festen Platz im Leben der kleinen Anna.

Aufgewachsen an einem festen Ort, konnte ich mir nicht vorstellen, dass irgendjemand diesen Wechsel alle paar Wochen wirklich genießen konnte. Als ich meine Mutter danach befragte, schaute sie mich ganz erstaunt an und meinte nur: „Wir haben das sehr gerne gehabt, denn wir hatten an jedem Ort geliebte Plätze und Spielsachen, auf die wir uns immer wieder freuten." Die Fahrten zu den jeweiligen Orten, dessen Schema schon von Anna Schwarzenbergs Großeltern mit ihrem Vater und dessen Geschwistern eingehalten worden war, fanden meist mit Pferdekutschen statt. Selbst die Hauslehrer achteten sehr darauf, ob sie in der Kutsche mit dem Erbprinzen fahren konnten oder mit seinen jüngeren Geschwistern reisen mussten, denn davon hing wieder ihre Anerkennung beim sonstigen Personal ab.

Der Koch hatte seine eigene Kutsche, in der er mit den Kochutensilien reiste, die ihm für seine Arbeit unentbehrlich schienen. Das meiste fand er allerdings immer im jeweiligen Zielort vor.

Vom sogenannten Hauspersonal reisten vor allem diejenigen mit, die die Herrschaft direkt bedienten. Alle anderen fand man am Zielort vor und sie stammten aus den umliegenden Dörfern. Das Fürstenpaar reiste zu späterer Stunde und fand so das neue Domizil bei der Ankunft schon voll eingerichtet vor.

Dass unter dem Personal eine gestrenge Standesordnung herrschte, die auch dem Dienstgeber gegenüber vertreten wurde, zeigt die Anekdote über Annas Großvater.

Als er einmal, ohne seinen Kammerdiener, unangemeldet in einem seiner Jagdhäuser vorfuhr, trat ihm der für das Haus zuständige Hausmeister entgegen und erklärte dem neben seinem Koffer stehenden Fürsten auf dessen Frage, wer denn jetzt wohl sein Handgepäck ins Haus tragen werde, völlig ungerührt: „Ich bestimmt nicht", und schritt, seiner Würde bewusst, zurück ins Haus. Der Kutscher auf dem Bock folgte der Szene sehr interessiert, ohne einen Finger zu rühren. Er hatte den Fürsten hergefahren und den Koffer abgeladen und damit hatte er seine Aufgabe erfüllt. So trug Seine Durchlaucht den Koffer widerspruchslos selbst ins Haus und auf sein Zimmer.

Die beliebten englischen Fernsehserien „Eaton Place" vor Jahrzehnten und das heutige „Downton Abbey" haben diese Hierarchie sehr gut dargestellt. Es gab sie wirklich und sie wurde von beiden Seiten respektiert. Auch gab es eine Abhängigkeit, die wechselseitig bestand.

Die Zofe, der jungen Frau meistens bei der Verheiratung als junges Mädchen von zu Hause mitgegeben, war aus diesem Grunde und im Hinblick auf die lange Zeit des Zusammenlebens oft eine Vertraute, um nicht zu sagen, Freundin ihrer einstigen Schutzbefohlenen geworden.

Auch hier gibt es eine bezeichnende Anekdote, aufgezeichnet von Friedrich Torberg in „Die Tante Jolesch oder der Untergang des Abendlandes in Anekdoten".

Es könnte Anna Schwarzenbergs Mutter gewesen sein, zu der einmal ihre Zofe kam. Sie bat darum, einen Wunsch äußern zu dürfen. Das wurde ihr natürlich sofort erlaubt. Zur großen Verwunderung der Fürstin rückte sie mit der Bitte heraus, mit in der Familiengruft begraben zu werden.

„Aber Mizzerl", meinte die Fürstin, „Du weißt doch, dass dort nur die Familienmitglieder hineinkommen." Da kam die klassische Antwort: „Aber wer wird dann Euer Durchlaucht bei der Auferstehung behilflich sein?"[4]

---

[4]    Friedrich Torberg: Die Tante Jolesch oder der Untergang des Abendlandes in Anekdoten, München 1975.

Anna hat sicher viel und gern gelesen und dafür war auch Zeit. In ihrer Jungmädchenzeit wurde ihre Lektüre vorzensiert und für ihre Augen nicht als geeignet angesehene Stellen eingeschwärzt. Ob sie sich an diese Vorauswahl hielt oder schon damals, wie meine Schwester und ich später, die Seiten einfach gegen das Licht hielt und so trotzdem in den Genuss des Verbotenen kam, ist mir nicht bekannt.

Es geht das Gerücht, dass Anna Schwarzenberg auf Veranlassung ihrer Mutter von ihrem Beichtvater aufgeklärt wurde. Als ausgelernte Krankenschwester wurde sie mit diesem Amt dann bei ihrer jüngsten Schwester betraut. Nach Berichten meiner Mutter scheint sie dabei aber nicht besonders erfolgreich gewesen zu sein, sie behauptete immer, sehr wenig vorbereitet in ihre Ehe gestolpert zu sein.

Welche Gedanken Annas nach einem festgefügten Plan ablaufende Kindheit und Jugendzeit in ihr weckten, was ihre Vorlieben waren und was sie ablehnte, darüber ist nichts überliefert. Das zu wissen wäre sicher aufschlussreich und spannend. Denn dass sie einen sehr eigenen Kopf und ihre eigenen Vorstellungen hatte, die sie auch umzusetzen versuchte, beweist eine Geschichte, die ihre Schwester Therese erzählte.

Therese war mit Abstand die Jüngste in der Geschwisterschar und der Verzug ihrer ansonsten sehr strengen Mutter. Anni fand das einfach ungerecht und griff hier zu eigenen Erziehungsmaßnahmen.

In Schlössern gibt es oft eine sogenannte Enfilade: Ein Zimmer geht in das andere über. Damit erspart man sich einen Gang. Aber das ist nicht überall so, in vielen Häusern führt dann zusätzlich noch aus jedem Zimmer eine Türe auf einen Gang. Das kleine Thereschen, keineswegs schon schulpflichtig, trippelte jeden Nachmittag von seinem Kinderzimmer über den Gang in den Salon seiner Mutter, um diese zu erfreuen.

Wenn es nach einer gewissen Zeit, einem wahrscheinlich nicht allzu lange dauernden Besuch, über den Gang zurücktrippelte, stürzte immer wieder von Neuem die große Schwester aus einer der Türen der Enfilade und verprügelte das kleine Schwesterchen, das endlich total verheult in seinem Kinderzimmer ankam, sich aber nicht traute, über den Grund seines Jammers zu berichten.

Noch als Erwachsene schloss die jüngste Schwester ihre Erzählung immer mit dem Hinweis, so wie Annis Verhalten habe sie sich jahrelang die Allgegenwart Gottes vorgestellt.

Anni konnte ihre Strafgerichte aber bald beenden. Ihre Mutter schien unter ihren Freundinnen mit den Aussprüchen ihrer Jüngsten doch etwas zu sehr angegeben zu haben, denn eines Tages schenkte ihr eine von ihnen ein in Leder gebundenes Büchlein mit der goldenen Aufschrift „Thereschens Gedankensplitter".

Damit sollte der stolzen Mutter die Gelegenheit gegeben werden, alle die erstaunlichen Äußerungen ihrer Jüngsten aufzuschreiben und der Nachwelt zu erhalten.

Das scheint einen Wandel in Thereschens Erziehung herbeigeführt zu haben: Nun wurde die kleine Schwester genauso behandelt wie ihre größeren Schwestern.

Und dann veränderte sich das Leben der Familie grundsätzlich:

Der Erste Weltkrieg brach aus.

Die beiden erwachsenen Brüder gingen an die Front, sie beendeten den Krieg als Gefangene in der Türkei. Der Vater leitete einen Lazarettzug und die Mutter verblieb mit den Kindern im Schloss Hluboká.

Am Fuße des Berges im gleichnamigen Ort wurde ein Lazarett eingerichtet. Es gibt ein Foto von der Fürstin Mutter mit ihren fünf Töchtern in Schwesterntracht, sitzend vor einer Kulisse von Verwundeten, die hinter ihnen stehen.

Das Bild erinnert an eine ähnliche Photographie aus dem russischen Schloss Zarskoje Selo, die die Zarin mit ihren Töchtern ebenfalls in Schwesterntracht mit mehr oder minder glücklich aussehenden Verwundeten zeigt.

Diese gestellten Bilder sind durchaus der damaligen Kriegspropaganda zuzurechnen und waren sicher mehr Momentaufnahmen als Beweise für den Ablauf des Alltags in diesen Familien.

So dürfte der Schulbetrieb der jungen Mädchen relativ unverändert weitergelaufen sein. Eine Miss und eine Mademoiselle dürften keine Rolle mehr gespielt haben, denn die meisten von ihnen verließen mit Kriegsbeginn ihre Zöglinge und deren Familien Hals über Kopf und versuchten, ihre Heimatländer zu erreichen.

Obwohl viele der Diener im Haus und Arbeiter im Garten, auf den Feldern und im Wald ihren Kriegsdienst in der kaiserlichen Armee leisteten, versuchte man, die täglichen Gepflogenheiten beizubehalten. So gab es bei Tisch weiter die in Französisch abgefassten sogenannten Menükarten, die die Speisenfolge der jeweiligen Mahlzeit angaben. Je länger der Krieg dauerte, desto mehr bestimmten die *Pommes des terres*, also die Kartoffeln, in den unterschiedlichsten Variationen die einzelnen Gänge.

Anna und ihre Schwestern behaupteten später, es hätten auch Bisamratten aus den umliegenden Seen den Weg auf die Speisekarte gefunden und sie hätten wie Kaninchen geschmeckt. Allerdings bot die Küche diesen fragwürdigen Leckerbissen nur dann an, wenn beide Eltern nicht anwesend waren.

# Kriegsende in Gesellschaft und Familie

Der Zusammenbruch des Habsburgischen Reiches als Folge des verlorenen Ersten Weltkriegs brachte enorme Veränderungen in Politik und Gesellschaft mit sich, die in die Bevölkerung bis tief ins Private des Einzelnen eingreifen sollten.

Der Vielvölkerstaat zerfiel in einzelne Nationalitäten und, die eine, die österreichische Monarchie wurde in den einzelnen Ländern von selbstständigen Republiken abgelöst. Damit fanden die nationalistischen Bestrebungen ihren Höhepunkt, ja ihre Erfüllung. Sie hatten sich zu Beginn des 19. Jahrhunderts aus durchaus vorhandenen, scheinbar religiös bedingten Widerständen gegen das habsburgische Regiment entwickelt und nun die alte Welt auf den Kopf gestellt.

Wenn man unter diesen Umständen Anna Schwarzenbergs Heimat Böhmen, also den nun neuen Staat, die Republik Tschechoslowakei, betrachtet, so lässt sich eine beeindruckende Kette von Ereignissen verfolgen, die schon lange vor dem Ersten Weltkrieg zu immer wieder neuen Auseinandersetzungen mit der Regierung in Wien geführt und die die Politik, das Land – und auch die Familien gespalten hatte.

Im Gegensatz zu Deutschland, wo die Politik ab dem frühen 19. Jahrhundert von dem Bestreben und dem Wunsch im Volke nach Vereinigung bestimmt wurde, zeichnete sich in Österreich genau das Gegenteil ab: Der Nationalismus brachte den Vielvölkerstaat und damit die Donaumonarchie zu Fall. Staatsvolk in den jeweils neu entstandenen Republiken war die Namen gebende Bevölkerung. Die Österreicher, die sich bisher als die dominierende Schicht empfunden hatten, galten einfach als Minderheiten.

In den meisten aristokratischen Familien der Donaumonarchie brach nicht nur aus diesem Grund mit dem Ende des Habsburger Reiches eine ganze Welt zusammen. Der Untergang der Monarchie als Staatsform stellte die eigene Daseinsberechtigung unter ein großes Fragezeichen. So verloren die alten aristokratischen Familien jedwede politische Bedeutung.

Sicher, es nahmen einzelne Mitglieder dieser einst historisch so einflussreichen Familien wieder die eine oder andere wichtige Stellung im Staatsdienst ein, aber das verdankten sie nicht automatisch ihrer Herkunft, sondern mehr oder weniger ihren persönlichen Anstrengungen.

Der Gedanke der über- und untergeordneten Stellung des Einzelnen in einer genau definierten hierarchischen Welt, die, gottgewollt, die Stellung des Einzelnen in seinem Leben bestimmte, wich nun in der Politik der demokratischen Vorstellung, dass alle gleich und das Volk und nicht mehr Gott, der Souverän war, dem ein gewähltes Parlament Rechenschaft schuldig war. Damit war der Gottesstaat, die Monarchie, von der Republik abgelöst worden und die Stellung des Adels in der Öffentlichkeit obsolet geworden. Die eigene Wahrnehmung des Adels stand auf dem Kopf. Einer der böhmischen Standesgenossen soll die entstandene Verwirrung folgendermaßen auf den Punkt gebracht haben: „Ich werde noch gezwungen sein, meinen eigenen Koch zum Ministerpräsidenten wählen zu müssen."

Aber auch die Verluste durch die Bodenreform und die damit verbundenen Enteignungen trafen die Betroffenen nicht nur unter dem Aspekt eines materiellen Verlustes. Sie betraf in der Tschechoslowakischen Republik Wald- und Bodenbesitz, aber auch Seen und Industrie. So gingen ganze Besitzungen verloren. Und der finanzielle Verlust wurde durch eine weitere Tatsache verschärft.

Wie die meisten seiner Standesgenossen fühlte sich auch Annas Vater, Johann Fürst Schwarzenberg, der Vorstellung ganz verpflichtet, dass Grund und Boden für den Adel überlebensnotwendig seien. Seine Aufgabe als Glied der langen Familienkette war es, diesen Besitz ungeschmälert an die nächste Generation, hier den ältesten Sohn, weiterzugeben. So hatte ein Besitz keinen Verkehrs- also keinen Verkaufswert und stand einem einzelnen Besitzer nicht „zur Verfügung". Für den jeweiligen Eigentümer war er eine „Verpflichtung". Heute ist das immer noch – allerdings ohne klare Formulierung – in dem Spruch: „Adel verpflichtet" enthalten.

Dieser Verpflichtung lag der Gedanke zugrunde, dass es die Aufgabe des Ältesten war, den Besitz dafür zu erhalten, dass die anderen Mitglieder der Familie in der Lage waren, im Staat wichtige Ämter als Soldaten oder Beamte einzunehmen und dadurch eben dieser Familie zu Ansehen und Auskommen zu verhelfen.

Allerdings standen auch diese Vorgaben auf dem Fundament des Patriarchats und verlangten Gehorsam im Sinne des Patriarchen. Das war übrigens eine Einstellung, die auch die großen Industriefamilien wie die Krupps, die Stinnes und die Thyssens durchaus mit dem Adel teilten. Wer als Sozialdemokrat in Erscheinung trat, hatte mit Konsequenzen zu rechnen. Die Stellung des Fürsten Schwarzenberg in Südböhmen ähnelte durchaus der der Industriemagnaten im Ruhrgebiet. Natürlich liebten nicht alle ihren Fürsten in Böhmen, genau wie die Arbeiter im Ruhrgebiet ihre Arbeitgeber. Aber das dürfte in beiden Fällen nicht die Mehrheit gewesen sein.

Fürst Johann schmerzte und verwirrte es, dass man ihm in der Bodenreform ein geliebtes Stück Heimat, und damit einen großen Teil seiner Aufgaben und seines Lebensinhalts nahm. Selbst wenn man davon ausgeht, dass die großen Besitze ungerecht waren und eine Vermögensumverteilung erstrebenswert war, sollte man doch nicht vergessen, was diese Einschnitte im Leben der Betroffenen bedeuteten. Nur so gelingt es meiner Meinung nach, die Brüche in der Geschichte Einzelner zu verstehen und die Tatsache zu erklären, dass dies sehr oft zu weiteren Brüchen führte.

Die Idealvorstellung von der Aufgabe eines Besitzes für die Familie hatte sich im Laufe der Zeit sehr zugunsten des Besitzes verschoben, ihm galt es nun zu dienen, er sollte zusammengehalten werden. Es war nun die Rede von den „weichenden Erben", das waren meist die jüngeren Geschwister des jeweiligen ältesten und wichtigsten Sohnes, des, wie es das Wort sagt, „Stammhalters".

Schon mit der Geburt konnte hier im Grunde genommen eine Diskriminierung entstehen. Natürlich waren die Eltern oft, wenn der Besitz das erlaubte, bestrebt, die Abfindungen der weichenden Erben so hoch wie möglich zu halten. Sie bestanden oft aus Apanagen, meist monatlichen Zahlungen, die allerdings mit dem Tod des Empfängers erloschen.

Auch Teile des Besitzes konnten in die Hand der Nacherben übergehen, die es dann auch ermöglichten, einen neuen Familienzweig zu gründen.

Die sogenannten „weichenden Erben" wurden nach dem Ende des Ersten Weltkrieges meistens nicht mehr vom Besitz getragen, sondern waren gezwungen, selbst für ihr Leben zu sorgen und, wenn das möglich war, die von ihnen gegründeten Familien selbst zu ernähren. Sie gingen bei der Erbschaft nicht total leer aus, aber es war doch eigentlich meist eher eine „Abfindung".

Im Allgemeinen erhielten die jüngeren Söhne eine gute Ausbildung, die ihnen ermöglichen sollte, ein eigenes Leben aufzubauen. Das Spektrum der zu wählenden Berufe war im Grunde genommen äußerst begrenzt. Das Jurastudium eröffnete die Möglichkeit einer Laufbahn als Landrat, Diplomat oder Beamter im höheren Staatsdienst.

Als die Monarchie von der Republik abgelöst wurde, erhoben sich Diskussionen in der besitzenden älteren Generation, ob ein Aristokrat in diesem neuen Staat überhaupt einen Posten annehmen dürfe.

Aus den oben genannten pragmatischen Gründen stellte sich den Jüngeren diese Frage weniger. Allerdings konnte sich jemand, wie Anna Schwarzenbergs Vetter Johannes, der sich im Staatsdienst zum Botschafter hinaufarbeitete, in der Familie den Spitznamen „roter Prinz" einfangen.

Immer freudig gefördert wurde der Entschluss eines jüngeren Sohnes, Priester zu werden. Das Gleiche galt übrigens auch für die Tochter, die in ein Kloster eintrat. Die Töchter, die weder ins Kloster gingen, noch heirateten und deren heimischer Unterricht schon weniger anspruchsvoll gewesen war als der der Söhne, erhielten dann, außer in der Haushaltsführung, keine weiterführende Ausbildung.

Wer heiratete, hatte Anspruch auf eine Aussteuer, denn der Wert des Lebens dieser jungen Frauen hing davon ab, dass sie eine standesgemäße, auch der Familie zu Ehren gereichende Ehe eingingen.

Bis zur Säkularisation Anfang des 19. Jahrhunderts hatten die Familien die Möglichkeit, die unverheirateten Töchter, die in kein Kloster eingetreten waren, in ein Stift zu schicken, wo sie mit anderen Schicksalsgenossinnen ein streng geregeltes Leben führten. Seit diese Stifte aufgehoben worden waren, blieben die jungen Frauen in den Familien wohnen und wurden in Notfällen dort als erste und letzte Hilfe eingesetzt. Sie wurden zeitlebens, da unverheiratet, in der Familie „wohlbehütet" und, aufgrund der angeblich daraus erwachsenden Lebensferne, ordentlich bevormundet. Da diese Daseinsform nicht gerade glücklich machte und daher ihre Fröhlichkeit einschränkte, gerieten sie im Laufe des Älterwerdens dann auch oft noch in den Ruf, schrullige, alte Jungfern zu sein.

Es gehörte einige Stärke dazu, in diesem fest gefügten patriarchalischen System eine eigene Persönlichkeit zu entwickeln.

Es gab auch einen grundlegenden Eingriff in die persönliche Identität des einzelnen Adeligen. Die neuen Republiken, die aus der Donaumonarchie entstanden, schafften die Adelstitel ganz ab. Es war also nicht nur die Einbuße wertvollen Besitzes, der die Welt der Aristokratie auf den Kopf stellte. Eine weitere Maßnahme der aus der ehemaligen Donaumonarchie entstandenen Republiken griff tief ins Leben und Selbstverständnis des Adels ein und gab ihm ein anderes Bild in der Öffentlichkeit. Dies geschah im Gegensatz zu Deutschland. Dort beschloss das Parlament, die Adelstitel beizubehalten, allerdings nicht als Titel, sondern als Bestandteil des Namens. Anna Schwarzenberg wurde in ihrer Heimat also von Ihrer

Durchlaucht der Prinzessin Anna von Schwarzenberg offiziell zum Fräulein Anna Schwarzenberg.

Sicher, zu Hause änderte sich nicht viel und auch im allgemeinen Umgang mit den ehemaligen adeligen Namensträgern behielten viele die alten Bezeichnungen bei, aber wann immer Dinge offiziell wurden, kam das neue Gesetz zum Tragen.

Politisch war es zusätzlich eine große Umstellung, dass man nicht mehr die Staatsangehörigkeit des Habsburgerreiches hatte, sondern das alte Österreich geschrumpft war um die neuen Länder Tschechoslowakei, Ungarn und Jugoslawien. Das nationale Zugehörigkeitsgefühl des Einzelnen entweder zu Restösterreich oder zu den neu entstandenen Staaten hing von der eigenen Entscheidung ab und ging oft quer durch die Familien und Generationen, auch in der Familie Schwarzenberg. Fürst Johann Schwarzenberg fühlte sich weiter Österreich eng verbunden, während sein Sohn Adolph, wiewohl Monarchist, durchaus dafür war, national die Tschechen und Slowaken sehr ernst zu nehmen. Anna teilte seine Meinung.

Das Kriegsende brachte auch innerhalb der Familie Veränderungen mit sich.

Zunächst kehrten Vater und Brüder wieder nach Hause zurück. Auch viele der Beamten und Diener, soweit sie überlebt hatten, nahmen ihre alten Stellen wieder ein, im Allgemeinen froh, wieder zu Hause zu sein.

Es ist nicht überliefert, ob diejenigen Männer oder Frauen, die im Krieg die Arbeit und Verantwortung der nun heimkehrenden Soldaten übernommen hatten, klaglos und vielleicht sogar begeistert in ihre alten Rollen zurückfielen.

Wahrscheinlich waren die nun auftretenden Sorgen viel zu groß, als dass man es sich leisten konnte, solche Dinge zu berücksichtigen. Die Versorgung mit Lebensmitteln wurde immer schwieriger. Vor allem in den Städten wuchs die Armut in den Familien, da im Krieg viele ihrer Ernährer gefallen waren, die heimkehrenden Soldaten entweder keine Arbeit bekamen oder aber wegen Kriegsverwundungen nicht arbeiten konnten.

Unruhen nahmen zu und endlich kam es zur Revolution und zur Gründung der Republiken in den früheren Kronländern. Die Angst der Aristokratie und des Bürgertums vor Verfolgungen wuchs, denn die Vorgänge bei der russischen Revolution seit 1917 waren nur zu bekannt. So fürchtete man um Leib und Leben.

Zu all dieser Not und diesen Ängsten kam dann zu Beginn des Jahres 1918 die Spanische Grippe, eine Pandemie, die nach Schätzungen 25 bis 50 Millionen Menschen in Europa das Leben kostete.

Ganz benommen von den einschneidenden Veränderungen des Zweiten Weltkrieges neigen wir Nachgeborene dazu, das Leid, das zum Ende des Ersten Weltkriegs über die Menschen hereinbrach, zu gering einzuschätzen. Die Hungersnot in den Städten war damals unbeschreiblich und die entkräfteten Menschen fielen der Seuche in Scharen zum Opfer.[5]

Annas zweitältester, von allen Geschwistern sehr geliebter Bruder Karl hatte sich im Krieg bei einem weitläufigen und anstrengenden Melderitt einen Herzfehler zugezogen. So hatte er, als die Krankheit bei ihm ausbrach, ihr nichts entgegenzusetzen und starb. Er hinterließ in der Familie eine tiefe Lücke.

Doch das Leben ging weiter. Die Vorstellungen, wie ein junges Mädchen ins Leben entlassen werden sollte, änderten sich natürlich mit dem Anbruch der neuen Zeit nicht von heute auf morgen.

Kaum erwachsen, bekam Anna Schwarzenberg, wie ihre Schwestern vor und nach ihr, ein eigenes Stubenmädel, das auch für ihre Kleidung und ihre Frisur zuständig war. Sie half der Prinzessin beim An- und Ausziehen, vor allem wenn gesellschaftliche Ereignisse bevorstanden wie festliche Essen oder rauschende Ballnächte. Anna bewohnte ein Schlafzimmer mit angeschlossenem eignen kleinen Salon.

Selbstverständlich stand diese Zofe auch zur Verfügung, wenn die junge Dame nach mehr oder minder genossenem Vergnügen in den frühen Morgenstunden nach Hause zurückkehrte. Eigentliche Hausarbeit musste Prinzessin Anna nie übernehmen, dafür waren die Dienstboten da.

Sie hatte wohl zu lernen, einen Haushalt zu führen, aber das beinhaltete die Aufgabe, das Personal bei seiner Arbeit anzuleiten, nicht sie selbst zu verrichten.

So lernte eine junge Dame üblicherweise, wie man ein Diner, einen Ball oder ein anderes gesellschaftliches Ereignis organisierte, sie konnte die Speisen dafür zusammenstellen und sie lernte, bei den Gästen darauf zu achten, dass sie ihren Platz ihrem Range entsprechend fanden, aber dabei auch die Unterhaltung nicht zu kurz kam. Sie steckte Blumen, strickte Pullover und stickte nützliche und weniger nützliche Kissenbezüge. Im Salon durften, außer am Sonntag, die Hände nicht stillstehen.

---

[5]   Laura Spinney: 1918 – Die Welt im Fieber. Wie die Spanische Grippe die Gesellschaft veränderte, München 2018.

Das junge Mädchen „ging aus". Das bedeutete, sie wurde in ihrer Gesellschaftsschicht bekannt gemacht. Da waren zunächst die Nachbarn, die im Sommer auf ihre Güter zu kleinen Tanzereien einluden und die man im Winter bei den Jagden traf. War die Familie in der Stadt, dann besuchte man Veranstaltungen wie Konzerte, Vorträge, kleine Essen und abendliche Vergnügungen wie Heurige, aber auch große Diners und Bälle.

Im Gegenzug gaben ihre Eltern eigene Einladungen. Die Jugend sollte sich kennenlernen und natürlich auch passende Partner fürs Leben finden. Anna Schwarzenbergs großer Humor, ihre Schlagfertigkeit und ihr scharfer Verstand, der sich oft durch ihre spitze Zunge äußerte, dürfte ihr nicht nur Freunde eingebracht haben.

Annas Vater und seine Geschwister sahen sehr gut aus, sie waren alle überdurchschnittlich groß gewachsen und sehr schlank. Die Gesichtszüge waren scharf geschnitten und die Nasen ragten weit heraus. Das sah bei den Brüdern besser aus als bei den Schwestern. Annas Mutter hingegen war eher klein, hatte ein rundes, ganz hübsches Gesicht mit dunklen Augen. Die wohl proportionierte Gestalt ihrer Jugend verriet schon die Neigung zum Molligen, die sie dann dank der häufigen Geburten und ihrer Neigung für gutes Essen im fortgeschrittenen Alter bestimmte. Dieses Aussehen hatte sie ihren Kindern mitgegeben, vor allem ihrem ältesten Sohn und Anna, die ihr im Aussehen wohl am ähnlichsten war. Eine wirkliche Schönheit ist Anna Schwarzenberg nie gewesen. So ist von großen Erfolgen bei der Männerwelt auch nichts überliefert.

Jedoch wird berichtet, dass es auch in ihrem Leben einen jungen Herrn gab, der sowohl von seinem Stand als auch von seinen Besitzverhältnissen als passender Ehepartner einzuschätzen war. Allerdings hatte er im Krieg ein Bein verloren.

Es geht die Sage, dass Mutter Therese ihre Tochter vor einer Eheschließung warnte. Auf ihr gutes Herz anspielend, bat sie Anni, ernsthaft darüber nachzudenken, ob sie diesen jungen Mann auch wirklich liebe, denn Mitleid sei keine gute Voraussetzung für eine Ehe.

Anna Schwarzenberg nahm ihr Leben in die eigene Hand und beschloss, den Beruf einer Krankenschwester zu ergreifen. Was Anna Schwarzenberg dazu bewog und was den Entschluss, Krankenschwester zu werden, in ihr weckte, ist nicht überliefert. Wir sind auf die zeitgemäße Erklärung angewiesen, die ihre Freundin Karolina Lanckorońska in ihrem Nachruf anbietet: „Die Triebfeder zu ihrem Entschluss war ganz einfach: eine seltene Einfühlungsgabe in das menschliche Leid und das Bedürfnis, diesen Gefühlen durch die Tat Ausdruck zu geben."[6]

Ihr ganzes weiteres Leben wird unter dem Versuch stehen, „den Gefühlen, die wahrgenommenes menschliches Leid wecken, tatkräftige Hilfe folgen zu lassen." Allerdings waren hier immer wieder Konflikte vorprogrammiert. Denn sobald ihre Vorstellungen von Hilfe zu ethischen Fragen führten, waren Antworten nur zu ihren Bedingungen zu haben.

Karolina Lanckorońska schrieb rückblickend noch 1954 in ihrem Nachruf auf Anna Schwarzenberg:

> „Als sie als junges Mädchen, nicht mehr in Kriegszeiten, sondern bereits wieder im Frieden das prachtvolle Barockpalais am Schwarzenbergplatz verließ und in das Rudolfinerhaus überwechselte, um Berufspflegerin zu werden, war dieser Schritt fast eine revolutionäre Tat. Dies scheint heute schwer verständlich, damals aber vor fast 35 Jahren, bildete der österreichische Hochadel noch vielfach ein hermetisch nach Außen abgeschlossenes Ganzes. Die berufstätige Frau wurde dort oft noch als nicht ganz standesgemäß empfunden und wohl auch etwas belächelt."

Wie aber nahm die Familie den Entschluss Anna Schwarzenbergs auf, Krankenschwester zu werden? Darüber ist eigentlich nichts überliefert und so sind wir auf Bruchstücke von Überlieferungen angewiesen, die sich aber in ihrer Aussage oft diametral entgegenstehen.

Für die damalige Frau gab es eigentlich nur drei Möglichkeiten „sich selbst zu verwirklichen": die Ehe, Nothelferin in der Familie und Ordensfrau. Anna Schwarzenberg wählte keine dieser Möglichkeiten.

Zwei Gesichtspunkte dürften den Eltern den Blick auf die Zukunft der Tochter erleichtert haben. Da war zunächst die Tatsache, dass Anna mit ihren 24 Jahren

---

[6] Das Zitat stammt aus dem Nachruf im Schwarzenberg'schen Familienarchiv Murau. Karolina Gräfin Lanckorońska war eine Freundin Anna Schwarzenbergs. Die polnische Patriotin wurde sowohl von den Russen als auch den Deutschen in Lagern festgehalten, bevor sie nach England gelangte. Über diese Zeit veröffentlichte sie ein Buch: Karolina Lanckorońska: Mut ist angeboren. Erinnerungen an den Krieg 1939–1945, Wien 2003.

nicht mehr als wirklich junges Mädchen galt und ihre Chancen, einen geeigneten Ehemann zu finden, mit jedem weiteren Jahr schwanden.

Zum anderen waren zu der damaligen Zeit Ausbildung und Berufsleben einer Krankenschwester, wie noch zu zeigen sein wird, dem der Klosterfrauen sehr ähnlich. Moralisches Verhalten war somit gesichert.

Auch spielte sicherlich Annas Zielstrebigkeit eine entscheidende Rolle. Sich ihr entgegenzustellen hatte wenig Aussicht auf Erfolg.

Die Beurteilung ihres Schrittes wurde in der sogenannten Gesellschaft, also in Annas Umfeld, sicher teilweise sehr kritisch gesehen. Im Grunde hatte eine Frau die Aufgabe zu heiraten. Wichtig waren für die Familie die Söhne. Frauen waren im Grunde nur Figuren im Schachspiel der Familien.

Wie wurde nun eine ledige Anna Schwarzenberg in einer Gesellschaft behandelt, in der die verheirateten Frauen und vor allem die Mütter das Sagen hatten? Wie sah das für sie innerhalb der eigenen Familie aus? Saß sie bei den Familiendiners ihrem Alter entsprechend über ihren jüngeren, aber verheirateten Schwestern? Wenn sie eingeladen war, fand sie sich dann öfters mit viel jüngeren und älteren unverheirateten „Mäderln" fernab von den Verheirateten in einem Nebenzimmer wieder? Küsste man ihr, der Ledigen, als sie schon älter war, die Hand? Wie war das bei Gesprächen über Sexualität und Geburt? Verstummten, sobald sie zu ihnen stieß, die Gespräche der „Eingeweihten"?

Berufstätigkeit der Frau war eine Provokation, weil sie damit aus der Familie ausscherte. Anna war in einer Zeit jung, die im Allgemeinen sehr wohl noch ein verbindliches Frauenbild als Lebensentwurf und daher auch als Erziehungsziel vor Augen hatte. So könnte Anna nicht nur in ihren Kreisen, sondern auch in ihrer engsten Familie letztlich eine Provokation gewesen sein: Sie stellte die bisher verbindlichen Lebensentwürfe und damit auch die Erziehungsziele infrage.

Die katholische Kirche und ihre Amtsträger waren in ihrer Verkündigung dabei auch nicht gerade besonders hilfreich, da ja mit der Berufstätigkeit auch ihr Frauenbild und damit das der Familie ins Wanken geriet. Heute unvorstellbare Probleme, aber damals für die Betroffenen sehr verletzend und diskriminierend.

Allerdings kann ich mir nicht wirklich vorstellen, dass man Anna übersah oder gar missachtete.

# Ausbildung zur Krankenschwester im Rudolfinerhaus in Wien

Am 28. Februar 1921 begann die nunmehr 24-jährige Anna Schwarzenberg mit ihrer Ausbildung zur Krankenschwester im Rudolfinerhaus in Wien. Sie zählte sicher zu den ältesten Schwesternschülerinnen. Die meisten ihrer Altersgenossinnen im Krankenhaus standen in diesem Alter schon fest im Berufsleben.

Das Rudolfinerhaus hatte als Krankenhaus einen ausgezeichneten Ruf. So ist noch Romy Schneider, die bekannte Schauspielerin, dort zur Welt gekommen.

Die Geschichte des Hauses ist eng mit der des Rudolfinervereins verbunden, der 1875 auf Initiative des berühmten Arztes Theodor Billroth gegründet wurde. Die Gründungsmitglieder waren angesehene Bürger des öffentlichen Lebens. Es gelang dem Vorstand, als Protektor den damaligen österreichischen Thronerben Erzherzog Rudolf zu gewinnen. Krankenhaus und Verein tragen seinen Namen noch heute.

Professor Billroths Plan war es, den sich medizinisch immer weiter entwickelnden Ärzten ein entsprechend ausgebildetes Pflegepersonal an die Seite zu stellen. Dies konnte nur gelingen, wenn die damals noch sehr rudimentäre Ausbildung im Krankenpflegebereich grundlegend reformiert wurde.

So entstand im Jahre 1875 in Wien die erste Krankenschwesternschule Österreichs. Neben der Schule und den Wohnmöglichkeiten der Schülerinnen gab es ein kleines Krankenhaus in Form eines Pavillons, das dem praktischen Unterricht diente.

Erst 1882 wurde diese Ausbildungsstätte zu einem allgemeinen Krankenhaus mit angegliederter Krankenpflegerinnenschule erweitert. Das Rudolfinerhaus befindet sich noch heute im Besitz des Vereins. Nur während des Dritten Reichs hatten die Nationalsozialisten nach dem Anschluss Österreichs das Krankenhaus enteignet und dem Deutschen Roten Kreuz angegliedert.

Seinen ausgezeichnet guten Ruf verdankte das Haus seinem Mitbegründer und erstem medizinischem Leiter, dem im 19. Jahrhundert hoch geachteten Chirurgen Christian Albert Theodor Billroth.[7]

---

[7] Christian Albert Theodor Billroth, 1829–1894.

Professor Billroth ist noch heute als Begründer der Bauch- und Kehlkopfchirurgie bekannt. Er war der erste Chirurg, dem eine Magenresektion gelang. Durch die Entfernung von großen Anteilen des Magens konnte er einen Krebskranken retten.

Ob dieses Wissen, neben dem Zugehörigkeitsgefühl zu ihrer alten Lehranstalt, den Ausschlag dafür gab, dass Anna Schwarzenberg Jahre später aus Amerika nach Wien ins Rudolfinerhaus zurückkehrte, nachdem man bei ihr Magenkrebs festgestellt hatte, um sich dort einer – leider erfolglosen – Operation zu unterziehen?

Professor Billroths Plan, die Schwesternausbildung zu verbessern, hatte nichts damit zu tun, das Wissen der zukünftigen Krankenschwestern an die neuesten Erkenntnisse der Medizinwissenschaften heranzuführen. Er sah in den Schwestern Gehilfen der Mediziner. Das schloss eine Stellung zwischen der Schwester und dem Arzt auf Augenhöhe aus.

Für den Professor hatte das Funktionieren der Krankenpflege höchste Priorität. Genau das spielte eine große Rolle bei seiner Vorliebe für weltliche Krankenschwestern in seinem Haus. Die Ordensfrauen unterstanden in der Pflege ja letztlich nicht den Ärzten, sondern ihren Ordensoberen. Bei aller Nächstenliebe, die ihre Form der Krankenpflege prägte, ging letztlich der Gottesdienst dem Dienst am Patienten vor. So beeinträchtigten zum Beispiel die vielen kirchlichen Feiertage ihre Verfügbarkeit.

Billroth teilte auch nicht die zu seiner Zeit oft vertretene Meinung, dass Frauen ohne feste religiöse Bindung der Unmoral verfielen. Der Gedanke der Unmoral spielte zu seiner Zeit gerade in der Krankenpflege eine große Rolle, da, vor allem in den Häusern für psychisch Kranke, oft Frauen von zweifelhafter Lebensführung die Pflegedienste übernahmen.

So spielte im Rudolfinerhaus zu seiner Zeit die Konfession der Schülerinnen keine Rolle. Es wurden auch Jüdinnen als Schwesternschülerinnen aufgenommen. Erst um die Jahrhundertwende hatten nur katholische Bewerberinnen eine Chance. Jüdische Bewerberinnen wurden an das Rothschild-Spital in Wien weitergereicht. Dabei waren wohl weniger rassistische als religiöse Überlegungen bestimmend, diskriminierend waren sie in jedem Fall.

Zwischen dem Rotschild-Spital und dem Rudolfinerhaus bestanden noch zu Anna Schwarzenbergs Zeiten enge und freundschaftliche Verbindungen. So absolvierten in Ausbildung befindliche Rudolfinerinnen dort Praktika. Auch Anna Schwarzenberg, die damals Schwester Johanna hieß, leistete während ihrer Ausbildung ein Praktikum im Rothschild-Spital ab.

Die Familie Rothschild, deren Familienoberhaupt zu dieser Zeit Baron Louis Rothschild war, nahm regen Anteil sowohl an diesem Spital wie an der ebenfalls von ihnen gegründeten Nathaniel Freiherr von Rothschild'schen Stiftung für Nervenkranke.

Die Medizin war im 19. Jahrhundert im ganzen deutschsprachigen Raum von bahnbrechenden Entdeckungen bestimmt, die weiterführende Erkenntnisse zur Folge hatten.

Als Vorbild galt zunächst das Deutsche Reich, in dem auch Billroth seine Ausbildung erhalten hatte.

Das evangelische Diakonissenstift in Kaiserswerth bei Düsseldorf unter der Leitung von Pastor Theodor Fliedner beeinflusste international das gesamte Berufsbild der Schwesternschaft, so auch das des Rudolfinerhauses. Die medizinische Entwicklung in Wien lässt sich an der Geschichte dieses Hauses ablesen.

In Wien hatte um 1848 der Gynäkologe Ignaz Semmelweis als Auslöser für das damals epidemieartig auftretende Müttersterben, das sogenannte Kindbettfieber, die Infektion erkannt und erfolgreich durch bewusste Hygiene bekämpft. Er hatte beobachtet, dass die Ärzte und die Medizinstudenten sehr oft direkt aus dem Seziersaal, also von Studien an Leichen, in die Entbindungsstation überwechselten und das meist, ohne die Hände zu waschen, geschweige denn zu desinfizieren.

Diese Erkenntnis dürfte Billroth zu seinem oft zitierten Ausspruch bewogen haben; „So sei über jedes Krankenhaus in großen Buchstaben geschrieben: Reinlichkeit bis zur Ausschweifung." Diese Berichte erklären, warum Anna Schwarzenberg in ihrem späteren Berufsleben immer besonders auf die Sauberkeit im Pflegebereich achtete. Diese strikte Einstellung bezog sich allerdings nur auf ihre Aufgabe in der Krankenpflege. Im Alltag hielt sie nichts von übertriebener Sorgfalt. Luise von Simson berichtete, dass ihre Cousine sie herzlich auslachte, als sie beobachtete, mit welcher Sorgfalt die junge Mutter die Babyfläschchen sterilisierte. Die penibel saubere Krankenschwester hielt viel von Abhärtung in gesunden Tagen.[8]

Anna Schwarzenbergs Ausbildung war allerdings nicht nur von diesem Spruch geprägt. Beweis dafür ist ein Beitrag aus der *Neuen Freien Presse* in Wien[9].

---

[8]    Von Simson, Louise Alexandra: Happy Exile, Privatdruck, Darmstadt 1981, S. 70.

[9]    1. Juni 1932, S. 19, Zeitungsausschnitt im Familienarchiv in Murau.

In einem kleinen Artikel berichtete eine, im Altersheim der Schwestern im Rudolfinerhaus lebende, ehemalige Schülerin Billroths über ihren hoch verehrten Lehrer: Er sei streng, aber gerecht gewesen. Sicher habe er Anatomie gelehrt, doch sein Hauptaugenmerk habe sich auf jene Kleinigkeiten gerichtet, die zum Beruf der Pflegerin gehörten.

Besonders streng überwachte der Professor jene unscheinbaren Handgriffe, die im ersten Augenblick vielleicht bedeutungslos erschienen, die aber für die Ruhe und das Wohl der Patienten von größtem Wert sind. „Er lehrte uns", so die ehemalige Schülerin, „wie wir die Türen langsam und vorsichtig zu öffnen hätten, wie wir den Patienten das Wasser nur in halbvollen Gläsern reichen dürften."

Vor allem aber verlangte Billroth auch von den Schwestern, dass sie die Krankensäle selbst reinigten. Schon damals schienen dies einige Schwesternschülerinnen als unter ihrer Würde empfunden zu haben. Sobald Billroth davon hörte, erklärte er, dass keine noch so schwere oder unschöne Arbeit für eine Schwester zu gering sei, wenn sie für ihre Kranken wertvoll und wichtig sei.

Anna Schwarzenberg dürfte keine Schwierigkeiten gehabt haben, einen Ausbildungsplatz im Rudolfinerhaus zu ergattern. Es galt sicher noch die Meinung Professor Billroths, dass

> „wer aus einer guten Familie ist, unbewusst tausend Anschauungen, Empfin-
> dungen, anmutende Handlungsweisen usw. voraus hat, die ein anderer durch
> Schulerziehung nie bekommt. Selbsterziehung und Selbstbeherrschung,
> strengstes Pflicht- und Anstandsgefühl pflanzen sich in guten Familien der
> verschiedensten Kreise durch Tradition und Beispiel fort." [10]

Diese nicht nur von Billroth überlieferte Einstellung hat sicher dazu geführt, dass sich Vorstände der unterschiedlichsten Vereine und Einrichtungen aus Männern und Frauen der sogenannten guten Gesellschaft zusammensetzten.

Billroths Auslassungen – die in unseren heutigen Ohren durchaus berechtigt dis-kriminierend klingen – würde man allerdings total missverstehen, wenn man dar-aus ein Privileg für die Angehörigen der seiner Meinung nach „guten Familien" he-raushören wollte. Hier ging es um Verpflichtung und Aufgaben, die dieses Privileg abverlangte und auferlegte.

---

[10]    www.gutezitate.com

So hatte Anna Schwarzenberg als Bewerberin um einen Lehrplatz sicher eine leichtere Ausgangsposition als manche ihrer Mitschülerinnen, die erst mühsam Referenzen beibringen mussten. Zusätzlich war Anna Schwarzenberg mit ihrem familiären Hintergrund auch in finanzieller Hinsicht bevorzugt.

Sie begann ihre Ausbildung zu einer Zeit, da in den meisten Berufen und auch in Privathaushalten Schüler und Lehrlinge Schulgeld zahlen mussten und oft, dort, wo sie gefordert wurde, die Berufskleidung selbst zu stellen hatten.

Oberin der Schwestern im Rudolfinerhaus war während Annas Ausbildung Schwester Dominika, eigentlich Alice Pietzcker[11]. Am 23. September 1887 in Luzern in der Schweiz geboren, war sie auf den Tag zehn Jahre älter als ihre Schülerin. Sie trat 1911 in die Krankenpflegerinnenschule des Rudolfinerhauses ein und absolvierte 1917 nach einer Tätigkeit als Kinderkrankenschwester im Wiener Allgemeinen Krankenhaus einen Fortbildungskurs. Danach erhielt sie ein staatliches Diplom.

Von 1918 bis 1938 war sie Oberin des Krankenhauses und der Krankenpflegeschule am Rudolfinerhaus. Beim Einmarsch der Deutschen in Österreich legte Oberin Dominika im März 1938 sofort alle ihre Ämter nieder. Es gelang ihr, trotz einiger Schwierigkeiten, in die Schweiz zurückzukehren. Sie starb am 17. Januar 1976.

Schwester Dominikas besondere Aufmerksamkeit galt den Lebensbedingungen und der Gesundheit der ihr anbefohlenen Krankenschwestern und Schwesternschülerinnen.

Sie bemühte sich – ganz in der Tradition des Rudolfinerhauses – um eine Vorreiterstellung unter den Krankenhäusern Österreichs sowohl in der Ausbildung der Schwestern als auch in der Qualität der Pflege.

Engagiert in der Vereinigung der diplomierten Krankenpflegerinnen Österreichs und im International Council of Nurses (ICN) schrieb die Oberin Bücher, Buchrezensionen und verfasste Fachartikel.

Der Weltbund der Krankenpflegerinnen berief sie 1933 zur Vorsitzenden des Komitees für Gesundheitsstatistik. In dieser Funktion versuchte sie, den Gesundheitszustand der Krankenpflegerinnen und Pflegeschülerinnen im internationalen Vergleich zu erfassen.

In ihrem Krankenhaus hatte sie sich von Anfang an sehr intensiv dem Versuch gewidmet, die dazu erforderlichen Daten zusammenzutragen: In Anna

---

[11]   Dazu: Horst-Peter Wolff (Hrsg.): Biographisches Lexikon zur Pflegegeschichte. Who was who in Nursing History, Band 1, Berlin–Wiesbaden 1997.

Schwarzenbergs Personalakte wurden alle ihre Krankheiten während ihrer Zeit im Rudolfinerhaus minutiös aufgeführt.[12]

Da Annas Krankheiten zum Teil schwerer Natur waren, finden wir sie – neben den normalen Jahresurlauben – zusätzlich auf langen Erholungszeiten in ihrem Elternhaus. Jeden Sommer verbrachte sie während ihrer Zeit im Rudolfinerhaus ihren Urlaub mit der ganzen Familie in Südböhmen und im Frühjahr mit großen Teilen der Verwandtschaft in der Villa Cava in Bordighera nahe Genua in Italien. Diese Villa hatte Annas Vater im höheren Alter gekauft und dort verbrachte die Familie ihre Winter. In einem großen Park mit vielen Bäumen mit Südfrüchten und Palmen lag das großzügige Haus hinter von Efeu bewachsenen Mauern. In kürzester Zeit war man mit dem Auto am Meer oder in Frankreich in Nizza an der Côte d'Azur oder in Monaco im Spielcasino. Diese ganze Küste wurde weltweit sehr geschätzt und entsprechend international gemischt waren ihre Bewohner. Nachbarn der Schwarzenbergs waren Fürst und Fürstin Gallitzin aus Russland. Man kannte sich selbstverständlich.

In Südböhmen war das Sommerdomizil der ganzen Familie Schloss Rothenhof, heute Černý dvůr, ein wunderschönes zweistöckiges Rokokoschloss, das von wildem Wein bewachsen war. Auf der Rückseite lag ein gepflegter Garten, dessen Beete von kurz gehaltenem Buchsbaum eingefasst wurden. Der Garten ging direkt in einen großen englischen Park mit vielen alten Bäumen auf weiten Wiesen über. In diesem Park lagen verstreut typische Gebäude und Gartenanlagen aus der Rokokozeit. Die Fasanerie hatte der Aufzucht von Fasanen gedient, war jetzt aber bewohnbar gemacht. Ein kleines Bauernhaus, umgeben von einem winzigen Blumen- und Gemüsegarten, war komplett eingerichtet. Zwei kleine Räume im Inneren dienten als Küche und Aufenthaltsraum. Da gab es den Schneckenberg, einen kleinen aufgeschütteten Hügel, den man auf einem rundum führenden Weg besteigen konnte, und kunstvoll geschnittene Hecken fügten sich zu einem Irrgarten zusammen. Das größte Gebäude aber war der Kuhsalon, ein leicht ovales Gebäude, dessen eine Seite aus einem Kuhstall mit vielleicht sechs Kühen bestand. Durch aufschiebbare Fenster mit der anderen Seite verbunden, gab es drei Räume. Im mittleren Raum standen sehr bequeme Sitzgruppen, rechts davon mitten im Raum ein Wasserbecken mit Goldfischen und links eine Butterzentrifuge. Zwei meiner Vettern hatten zum Entsetzen der Großeltern die Goldfische gefangen und durch die Zentrifuge gedreht, da sie Sardellenbutter herstellen wollten.

---

[12]   Archiv Rudolfinerhaus Wien.

Die ganze Anlage allerdings hatte ursprünglich dazu gedient, an Tuberkulose Erkrankte nach den Vorstellungen der damaligen Zeit durch den Genuss kuhwarmer Milch zu heilen. Gleich neben diesem Gebäude lag als Konzession an die Neuzeit ein viel benutzter Tennisplatz.

In diesen idealen Ferienort kam in den Sommerferien die engste Familie, also Annas Eltern und Geschwister mit ihren Ehepartnern und Kindern, aber auch Teile der Geschwister der Eltern und deren Nachkommen, sodass mitunter an die 30 Personen zusammenkamen. Jede dieser Familien brachte die Kammerjungfer und den Kammerdiener des Ehepaars, Hauslehrer, Kindermädchen und Gouvernanten der Kinder sowie das eine oder andere Hausmädchen zur Unterstützung des vorhandenen Hauspersonals mit. Die Jugendlichen hatten ihr eigenes Esszimmer, in dem sie die Mahlzeiten einnahmen, wenn sie nicht ab und an zu einem feierlicheren Essen zugelassen waren. Die Erwachsenen zogen sich selbstverständlich zum Abendessen um.

Den Tagesablauf bestimmten vor allem die Mahlzeiten, Spaziergänge, Briefeschreiben und Handarbeiten. Während der Zeit der Rehbrunft verließen die jungen Ehepaare Rothenhof und gingen, mehrere Tage untergebracht in den Forsthäusern der umliegenden Reviere, auf die Jagd.

In diese Welt kehrte Anna regelmäßig zurück. Dieser Wechsel muss ihr jedes Mal einiges abverlangt haben. Hier war sie natürlich wieder Anni und keiner kam auf die Idee, sie mit Johanna, geschweige denn mit Schwester Johanna anzusprechen. Sie war wieder Ihre Durchlaucht die Prinzessin Anni oder einfach Anni. Dass sie selbst diesen tiefgreifenden Wandel nach außen mit vollzog, dafür spricht, dass sie auf keinem Familienbild der damaligen Zeit in Uniform erscheint, sie trug immer Zivilkleider. Das war ihr eigentlich verboten, denn die Vorschriften für die Rudolfinerinnen besagten, dass die Schwestern immer, auch in der Freizeit und im Urlaub, ihre Schwesterntracht zu tragen hätten. Den Alltag im Rudolfinerhaus bestimmte Schwester Dominika, die Oberin, genauso wie im Familienleben die Eltern. Beide sahen darin eine Verantwortung.

Schwester Dominika umschrieb ihre Vorstellung vom Rudolfinerhaus und damit ihre Aufgabe als Oberin so:

„Das Rudolfinerhaus sieht seine Aufgabe darin, den Patienten die bestmögliche und umfassendste Pflege angedeihen zu lassen. Vor allem im Hinblick auf den Kranken selbst, der nichts vermissen darf, was seinen traurigen Zustand erleichtern kann. Aber auch im Interesse der Schülerinnen ist dies von allergrößtem Werte: sollen sie doch anschaulich erlernen, was eine gute Pflege alles vermag. Um dies zu erreichen, ist nicht nur eine gründliche Ausbildung, das Beispiel und die Anweisung der älteren Schwestern notwendig, sondern vor allen Dingen muss die Spitalleitung Pflegerinnen in genügender Anzahl bereitstellen." [13]

Die Fürsorge für die dem Krankenhaus anvertraute Schwesternschaft hatte dazu geführt, dass das Rudolfinerhaus 1918 mit dem Robert-Gersuny-Haus ein eigenes kleines Erholungsheim für seine Schwestern einrichtete, in dem jeweils sechs Schwestern ihren Urlaub verbringen konnten.

Robert Gersuny hatte als medizinischer Direktor 1894 die Nachfolge Billroths angetreten. Er fühlte sich dem Haus bis zu seinem Tode so eng verbunden, dass er eine Professur an der Universität Wien ablehnte. Anna Schwarzenberg dürfte im Rudolfinerhaus noch ganz im Geiste Billroths ausgebildet worden sein, denn Gersuny starb erst 1924.

Anspruch und Fürsorge, Forderung und Verantwortung ergänzten sich im Führungsanspruch von Oberin Dominika. Anna verdankte dieser Oberin viel und ihr Vorbild prägte manche der Entscheidungen in ihrem späteren Leben.

Bewusste psychologische Weiterbildung in unserem heutigen Sinne werden wohl in der Ausbildung Anna Schwarzenbergs, wenn überhaupt, nur eine geringfügige Rolle gespielt haben. Obwohl dieses Fach ja in Wien mit Sigmund Freud seinen Schwerpunkt hatte, lässt ein weiteres Zitat von Billroth vermuten, dass dessen neue Sicht der Dinge nicht bei allem Medizinern Anklang fand: „Ich habe den Grundsatz, nur Gutes zu erzählen, über nichts Gutes zu schweigen. Das ‚Totschweigen‘ ist von großer sozialer und moralischer Bedeutung."[14] Das dürfte eine Einstellung gewesen sein, die sich Anna Schwarzenberg in ihrer schonungslos offenen Art weniger zu eigen machte.

Im Rudolfinerhaus richtete sich das Berufsbild der Krankenschwester zu ihrer Zeit noch sehr am Vorbild der Ordensschwestern aus. So bekam Anna Schwarzenberg mit Beginn ihrer Ausbildung einen neuen Vornamen, der bewusst eine neue Identität nach sich ziehen sollte. Die Lehrschwestern im Rudolfinerhaus

---

[13]  Auszug aus der Wiener Medizinischen Wochenschrift 1932 S. 29.
[14]  Internet Aphorismen.de, 11.08.2020.

hatten, wie Novizen und Novizinnen in den Klöstern, ihren Taufnamen abzulegen: Das alte Leben war zu Ende und wurde durch eine neue Zugehörigkeit abgelöst.

Es steht zu vermuten, dass bei der Namensumbenennung, die ja gefordert wurde, die Hauptrolle spielte, dass die jeweilige Schwester einen Namen erhielt, den sonst keine andere Schwester trug. War der Name gerade frei, konnte es auch passieren, dass man den eigenen Namen behalten durfte.[15]

Dass eine Anna da kaum Chancen hatte, liegt auf der Hand. Ob Anna Schwarzenberg ihren Namen Johanna verordnet bekam oder ihn selbst wählte, ist nicht bekannt. Unter ihren anderen Namen kommt er nicht vor, könnte aber mit dem Vornamen ihres Vaters Johann etwas zu tun haben.

Eine andere, in einem späteren Interview schnell abgehandelte Sache dürfte für Anna Schwarzenberg einige Bedeutung gehabt haben. Im Interview wurden im Jahr 1996 die Schwestern gefragt, ob die Adeligen besonders untereinander verbunden gewesen seien. Nun war es anscheinend üblich, dass die Schwestern in der Gemeinschaft mit ihrem Taufnamen auch den Nachnamen ablegten.

Er spielte eine so geringe Rolle, dass einige im Interview erklärten, sie könnten sich sehr wohl an den Schwesternnamen vieler ihrer damaligen Mitschwestern erinnern, aber nicht an ihre Nachnamen. Aus diesem Grund ist es durchaus verständlich, dass viele von ihnen, auf die Frage der Interviewerin, ob die Adeligen sehr untereinander verbunden gewesen wären, meinten, das habe keine weitere Rolle gespielt.

Gerade diese Anonymität, die mit der Tatsache verbunden war, dass ihre Mitschwestern weder wussten, wo sie herkam noch wie sie hieß, muss für Anna Schwarzenberg eine große Erleichterung gewesen sein. Sie hat es sicher als sehr gut empfunden, hier nicht Prinzessin zu sein und sein zu müssen, sondern nur als Gleiche unter Gleichen in Erscheinung treten zu brauchen Sie unterschied sich ja schon darin von ihren Mitschülerinnen, dass sie „fortgeschrittenen Alters" war.

In der Ausbildung der jungen Laienschwestern im Rudolfinerhaus wurde, wie in vielen anderen Häusern, als Wurzel der pflegerischen Ethik das Christentum vermittelt.

---

[15]  Ilsemarie Walter: Initiation in eine Schwesternschaft? In: Seidl, Elisabeth/Steppe, Hilde (Hrsg.): Sozialgeschichte der Pflege in Österreich. Krankenschwestern erzählen über die Zeit von 1920 bis 1950, Wien–München–Bern 1996, S. 142.

Das Fundament des katholischen Glaubens bilden die Liebe zu Gott, die Liebe zum Nächsten sowie der Dienst an der Schöpfung. Diese drei Vorgaben sollen das Tun des Christen bestimmen.

Schwester Johannas Alltag unterschied sich nun auf der ganzen Linie von der Art, wie sie bisher gelebt hatte. So wird ihr wohl, vor allem zu Beginn ihrer Lehrzeit, alles, was mit Pflege und damit auch Haushalt zu tun hatte, eine nicht zu unterschätzende körperliche Mühe bereitet haben. Zu Hause von Bediensteten umgeben, hieß es nun mit einem Male, Arbeiten auszuführen, die sie seinerzeit kaum wahrgenommen hatte.

Schwester Johanna dürfte die erste Zeit ihrer Ausbildung sehr angestrengt haben, sie wird am Abend mit Muskelschmerzen in ihr Bett gesunken sein, sodass ihr der Sinn zunächst einmal weder nach Ausgehen noch Besuchen bei der Familie stand.

Ohnehin waren Freizeit und freie Tage, nach Ansicht der Hausleitung, zum Ausruhen da[16] und sollten nur als Gelegenheit genutzt werden, die Kräfte für die Arbeit wiederherzustellen. Die Anliegen des Einzelnen hatten hinter seiner Aufgabe zu verschwinden. Mit ihrer neuen Identität aufgrund des geänderten Namens verband sich ein völlig neues Leben mit bisher unbekannten, vor allem ungewohnten körperlichen Anstrengungen. Hier war Anna Wechselbädern der Gefühle und unterschiedlicher Haltungen ausgesetzt, wann immer sie in ihr vorheriges Leben zurückkehrte.

1923 beendete Schwester Johanna erfolgreich einen „Staatsprüfungskurs als Externistin". Danach wurde sie im Rudolfinerhaus als Säuglingsschwester eingeteilt. Bis 1926 war sie sowohl im Nacht- wie auch im Tagdienst auf der Säuglingsstation des Krankenhauses tätig.

Am 4. September 1926 reiste Schwester Johanna nach London ins Bedford College, das sie von 1926 bis 1927 als Anna Schwarzenberg besuchte. Nach den Jahren der streng eingeteilten Arbeitszeiten mit ihrer verantwortungsvollen Tätigkeit muss ihr das sicher auch sehr reglementierte Studentenleben trotzdem wie ein Ausflug in die Freiheit erschienen sein.

---

[16]  Walter, S. 186.

# Bedford College in London, Columbia University und wieder Rudolfinerhaus

Das Stipendium am Bedford College verdankte Schwester Johanna nicht zuletzt ihrer Oberin, Schwester Dominika, alias Alice Pietzcker, die sich für die Absolventinnen ihrer Krankenpflegeschule am Rudolfinerhaus sehr um internationalen Austausch und Fortbildung bemühte.

Sie vertrat die Ansicht, die österreichischen Pflegeschulen hinkten im internationalen Vergleich hinterher. So übernahm sie selbst auch neue Aspekte der Pflege aus dem Ausland und war bestrebt, die Pflegeschule des Rudolfinerhauses zu der besten Österreichs zu machen.[17]

Wie schon erwähnt, hielt sie als Mitglied enge Verbindungen zum ICN. Vor allem legte sie großen Wert darauf, dass ihre Schwesternschülerinnen internationale, nicht in Österreich zu erlangende Abschlüsse erreichten. Eine Statistik zeigt, dass aus dem Rudolfinerhaus immer wieder einzelne Schwestern ans Bedford College entsandt wurden.[18] Sie werden dort als Stipendiaten geführt. Bei Anna Schwarzenberg steht zu vermuten, dass sie Aufenthalt und Studiengebühren selbst bezahlte, nachdem sie vorgeschlagen worden war.

Das Bedford College[19] war schon 1849 von Elisabeth Jesser Reid[20] unter dem Namen Ladies' College am Bedford Square in London gegründet worden. Das Bedford College[21] hatte schon 1877 die Genehmigung erhalten, Vorexamen durch-

---

[17]  Hubert Kolling (Hrsg.): Biographisches Lexikon zur Pflegegeschichte. Who was Who in Nursing History, Band 4, München–Jena 2008.

[18]  Vgl. Statistik in „Wiener Medizinische Wochenschrift", 1932, im Archiv des Rudolfinerhauses.

[19]  En.m.wikipedia.org, 21.8.2017.

[20]  Elisabeth Jesser Reid, 1789–1866.

[21]  De.m.wikipedia.org, 21.8.2017.

zuführen, die es im Jahr darauf den Schülerinnen erlaubte, an der Universität von London zu studieren.

Das College wurde dann 1900 in die Universität von London aufgenommen. Erst 1965 nahm das College, das bis dahin nur Studentinnen vorbehalten war, auch Studenten auf. 1985 wurde das Bedford College innerhalb der Universität mit dem Institut des Royal Halloway vereinigt.

Elisabeth Jesser Reid nutzte das reiche Erbe, das ihr Mann ihr nach nur einjähriger Ehe hinterlassen hatte, für soziale Einrichtungen. In der klaren Erkenntnis, dass in der Frauenausbildung einiges im Argen lag, entschloss sie sich, mithilfe von Freunden, ein Institut zu gründen, das der intensiveren Ausbildung von Frauen dienen sollte. Der Plan gelang, doch schon nach kurzer Zeit musste Elisabeth Jesser Reid erkennen, dass die wenigsten ihrer Schülerinnen – aufgrund schlechter Vorbildung – den Anforderungen des Colleges genügten. So gründete sie zusätzlich eine Vorschule.

Hier erwarb Anna Schwarzenberg, die ja kein Abitur vorzuweisen hatte, 1927 die Qualifikation, die ihr ein späteres Studium an der Columbia University in New York ermöglichte. Wieder hatte sie ihren bisherigen Namen abzulegen: Schwester Johanna wurde wieder zu Anna Schwarzenberg, von den Mitstudentinnen liebevoll „Schwarzie" genannt.

Die ausgebildete Krankenschwester wurde wieder zur auszubildenden Studentin. Zu der damaligen Zeit galt man in ihrer Heimat im Allgemeinen mit einer abgeschlossenen Ausbildung lebenslang für einen Beruf vorbereitet. Weiterbildung war damals selten vorgesehen und, wie in diesem Falle, eigentlich nur im Ausland möglich.

Das englische und amerikanische Schul- und Universitätssystem verlief schon damals anders als in Deutschland und in Österreich. Es war weitaus durchlässiger und kannte andere Abschlüsse, die wir heute auch in der Ausbildung innerhalb des europäischen Festlandes kennen. Zu Anna Schwarzenbergs Lebzeiten und noch lange danach war der Zugang zur Universität nur nach bestandenem Abitur möglich. Die Möglichkeiten der Fortbildung, die auch das Bedford College in London bot, gab es weder in Deutschland noch in Österreich.

Das sehr liberale Bedford College war die erste Ausbildungsstätte dieser Art für Frauen in England. Die Schule kannte – auch das war ungewöhnlich – keinen Konfessionszwang. Das hieß aber nicht, dass die Ethik, die dem Unterricht zugrunde lag, nicht tief im Christentum verankert war.

Durch ihre Beziehungen gelang es der Gründerin des Colleges, berühmte Professoren der Londoner Universität für den Unterricht an ihrer Schule zu gewinnen. Elisabeth Jesser Reid, eine bekannte englische Sozialreformerin, engagierte sich nicht nur für die Fortbildung von Frauen, sie war auch Mitglied in einem Verband, der sich für die Freilassung von Sklaven einsetzte. So nahm sie im Jahre 1840 in London an der ersten Weltversammlung dieser Vereinigung teil. Dort lernte sie viele der Aktivistinnen der Anti-Sklaven-Bewegung aus Amerika kennen.

Das Bedford College spielte in der Frauenbewegung Englands immer eine Rolle und daher bestanden auch enge Verbindungen zu den Suffragetten, der Bewegung, die sich für das Frauenwahlrecht einsetzte.

Elisabeth Jesser Reids Mitstreiterinnen und Nachfolgerinnen waren alles sehr emanzipierte und sozial engagierte, gut ausgebildete Damen.

Von 1906 bis 1929 leitete Lady Margaret Janon Tuke[22] das College. Sie hatte seinerzeit ein Lehrerinnenexamen abgelegt und war noch zu Schwarzies Zeiten auf diesem Posten. Die selbst sehr an sozialen Problemen interessierte Lady Margaret war die unverheiratete Tochter von James Hack Tuke[23]. Ihr Vater spielte als Philanthrop und Bankier zu seiner Zeit eine große Rolle. Als Augenzeuge veröffentlichte er 1880 Berichte in der *Times* über die Missstände in Irland und versuchte so, die englischen Politiker und die Öffentlichkeit davon zu überzeugen, dass die Iren keine Rebellen oder Terroristen waren, die um die Unabhängigkeit vom englischen Königreich kämpften: Die dortigen Probleme waren nicht politischen Ursprungs, sondern bedurften wirtschaftlicher und sozialer Lösungen.

Die große Hungersnot, dank der Kartoffelmissernte von 1885, führte James Hack Tuke für weitere zwei Jahre nach Irland. Wieder berichtete er in der *Times* unter dem Titel „Irish Distress and it's Remedies"[24] von seinen Eindrücken. Auch erschienen zu dieser Zeit als Reprint seine früheren *Times*-Artikel zu diesem Thema. Seine Bemühungen führten endlich zu einer Reaktion in der britischen Gesetzgebung,[25] die seine Anregungen zur wirtschaftlichen Entwicklung Irlands mit einbezog.

---

[22]   Lady Margaret Janon Tuke, 1862–1947.

[23]   James Hack Tuke, 1819–1896.

[24]   „Not und ihre Heilmittel".

[25]   1889 und 1891.

Da Lady Margaret Janon Tuke nicht nur die Leitung des Colleges innehatte, sondern anscheinend auch selbst unterrichtete, dürften ihre Einstellungen an ihren Schülerinnen nicht spurlos vorübergegangen sein. Das Problem der Iren dürfte Schwarzie schon vorher nicht unbekannt gewesen sein.

Der Aufstand der nach Unabhängigkeit vom British Empire strebenden Iren und seine blutige Niederschlagung von 1916 war selbstverständlich zu dieser Zeit in Großbritannien noch sehr präsent und hatte vor allem wegen seiner Grausamkeit gegen die Besiegten auch auf dem europäischen Festland für Sympathien mit den Iren gesorgt.

Da die weiblichen Mitglieder ihrer Familie in vielen Dingen den Ton angaben, dürfte die selbstbewusste Haltung ihrer englischen Dozentinnen für die Studentin Anna Schwarzenberg keine große Überraschung gewesen sein. Doch verstärkte der Aufenthalt in London und im Bedford College sicher Annas schon vorhandenes Selbstbewusstsein und ihre Selbstständigkeit.

Ein Internat war dem Institut angegliedert. Dort, wie in der Schule selbst, achteten extra dafür zuständige Damen auf Sitte und Moral. Schwarzie hatte allerdings, und das dürfte neben ihrem Alter auch ihrer finanziellen Unabhängigkeit geschuldet gewesen sein, eine Wohnung außerhalb des Internats. Wenn sie auch in den Statistiken des Rudolfinerhauses als Stipendiatin geführt wird, dürfte sie diese Ausbildung ebenso wie das Studium an der Columbia University selbst finanziert haben. Sie muss in England unter ihren Mitstudentinnen nicht nur auf Grund ihres Alters eine Ausnahme gewesen sein.

Noch in ihrem Nachruf auf die einstige *Executive Secretary* erinnert sich eine der damaligen Studienkolleginnen, dass „Schwarzie" mit ihrem kleinen roten Auto durch die Gegend sauste. Sollte Anna Schwarzenberg mit diesem Auto auch zu Hause aufgetaucht sein, wäre sie auch hier eine Ausnahme gewesen: Keine ihrer Schwestern konnte Auto fahren!

Anschließend an ihr Examen am Bedford College finden wir Anna Schwarzenberg bis 1928 in New York am „Teachers College" der Columbia University. Ein dort abgelegtes Examen dürfte sie dazu berechtigt haben, nun selbst Unterricht zu erteilen. Bekannt ist über ihre Zeit dort nichts.

Nach ihrem Studienjahr in Amerika kehrte Anna Schwarzenberg nach Wien ins Rudolfinerhaus zurück. Nun wieder Schwester Johanna arbeitete sie ein Jahr als Oberschwester auf der Entbindungsstation. Oberin der gesamten Schwesternschaft war immer noch Schwester Dominika, also Alice Pietzcker.

# Oberin in Graz

Danach folgten für Schwester Johanna fünf Jahre als Oberin im Kinderkrankenhaus Sankt Anna in Graz. Die Oberin leitete auch die angeschlossene Krankenschwesternschule.

Diese Stelle war vakant geworden, weil sich die Ordensfrauen, mangels Nachwuchses, ganz aus ihrem Dienst im Krankenhaus zurückgezogen hatten.

Das Anna-Kinderspital trug den Namen seiner ersten Schirmherrin Anna Plochl. Anna Plochl war eine Postmeisterstochter aus Aussee im Salzburgerland, in die sich der 22 Jahre ältere Erzherzog Johann von Österreich verliebte.

Diese Liebesgeschichte, die die romantischen Gemüter jener Zeit über Jahre beschäftigte, endete endlich 1823 mit einer Heirat. Allerdings musste Erzherzog Johann auf all seine Rechte im Hause Habsburg verzichten. Seine Nachkommen waren nicht thronfolgeberechtigt und sind heute als Grafen und Gräfinnen Meran bekannt.

Das Kinderspital – das zweitälteste nach dem St. Anna-Spital in Wien – sowie seine Schwesternschule waren um die Jahrhundertwende zum 20. Jahrhundert der Universität in Graz angegliedert worden.

Ein Zeitungsnachruf auf Schwester Johanna, der – weder datiert noch sonst irgendwie gekennzeichnet – sich im Familienarchiv in Murau befindet,[26] bescheinigt, dass sie während ihrer dortigen Tätigkeit sowohl menschlich wie auch organisatorisch herausragende „Talente und Fähigkeiten" gezeigt hätte. Ihr habe „nichts mehr am Herzen gelegen" als das Wohlergehen aller ihrer Schutzbefohlenen und der Anstalt selbst.

So erreichte sie, dass die der Kinderklinik angeschlossene Pflegerinnenschule die staatliche Anerkennung erhielt, „und verstand es, die Pflegeschule so auszubauen, dass sie bald unter ihrer Leitung, zu den besten Österreichs gehörte."[27]

Der Orden hatte aufgrund fehlenden Nachwuchses seine Schwestern vom Krankenhaus abgezogen. Der Abschied von den Klosterfrauen brachte Neuerungen und Umstellungen auch für die dem Krankenhaus angeschlossene Kinderpflegeschule mit sich.

---

[26] Familienarchiv Lade 32.

[27] Ebd.

Was dies genau bedeutete, lässt sich aus einer Chronik über das Kinderspital ableiten: Für ihre Tätigkeit als Oberin im Kinderkrankenhaus wird dort festgehalten:

> „1929 Die Fürstin Anna zu Schwarzenberg (Sr. Johanna) übernahm die Oberinnenstelle der Kinderklinik und leitete daher auch die Pflegeschule, die im Parterre der Kinderklinik untergebracht war."[28]

Den Originallehrplan der Kinderpflegeschule, 1930 von Schwester Johanna Schwarzenberg und Prof. Dr. Hamburger der Steiermärkischen Landesregierung vorgelegt, umfasste im ersten Jahr sieben und im zweiten Jahr fünf „Lehrgegenstände". Die Gesamtstunden für Theorie in zwei Jahren betrugen 240 Stunden.

Die Praxis erfolgte am Krankenbett. Die Lehrschwester unterrichtete Krankenpflegetechnik, Pflege bei inneren Krankheiten und chirurgischen Eingriffen. Den erforderlichen Ethikunterricht übernahm selbstverständlich die Oberin Schwester Johanna selbst. Nach einem Jahr Ausbildung mussten sich die Schülerinnen einer Hausprüfung, nach zwei Jahren der Staatsprüfung für Säuglings- und Kinderpflege unterziehen.

Da das Krankenhaus der Universität angeschlossen war, lag die Federführung der Verhandlungen zur Anerkennung dieser Krankenpflegeschule in den Händen von Professor Hamburger. Aber Oberin Johanna war nicht nur in die Vorbereitungsgespräche mit einbezogen, sondern auch an den Verhandlungen beteiligt.[29]

Das danach von der steirischen Landesregierung angefertigte offizielle Protokoll signierte Anna Schwarzenberg übrigens mit dem Vornamen Johanna.[30]

Die Chronik berichtete weiter, dass ein Prospekt von 1934 den Beruf der Kinderpflegerin wie folgt beschrieb: „Der Beruf ist wie kein anderer dem weiblichen Charakter angepasst. Der natürliche Beruf der Frau ist ja eigentlich Mutter zu werden und zu sein".[31] Oberin Johanna war sicher federführend an dem

---

[28]  Familienarchiv Murau

[29]  Vgl. Akten im Archiv der Landesregierung der Steiermark.

[30]  Archiv des Amtes, Das Land Steiermark.

[31]  In einem Prospekt der Grazer Kinderklinik aus dem Jahre 1934 – Anna Schwarzenberg war entweder noch an der Klinik oder hatte sie erst gerade verlassen – heißt es über den Beruf der Kinderpflegerin: „Der Beruf ist wie kein anderer dem weiblichen Charakter angepasst. Der natürliche Beruf der Frau ist ja eigentlich Mutter zu werden." G'sund.net. 80 Jahre Diplomausbildung in der Kinder- und Jugendlichenpflege in Graz 1927–2007.

Prospekt beteiligt und so dürfte auch dieser Satz von ihr abgesegnet worden sein.

Die Kinderpflegerinnenschule wurde in diesem Jahr mit der Fürsorgeschule und der staatlichen Pflegeschule zusammengelegt und gemeinsam geführt."[32] Gerade die Hebammen, deren Ausbildung in weiten Teilen gemeinsam mit den Krankenschwestern erfolgte, spielten in der Wohlfahrtspflege, nicht nur in Österreich, eine große Rolle.

Noch 2012 eroberte die TV-Spielfilmserie „Call the Midwife" erst ganz England und anschließend auch ein großes Publikum auf dem Festland. Die Serie, die in den 50er-Jahren des vergangenen Jahrhunderts spielte, berichtete nicht nur von den medizinischen, sondern auch von den sozialen Aufgaben dieser Frauen vor allem in den Arbeitervierteln der britischen Großstädte.

Im Anna-Kinderkrankenhaus konzentrierten sich notwendigerweise alle diese Belange auf kindliche Gesundheit und ihre Pflege.

Karolina Lanckorońska deutet in ihrem Nachruf an, dass Oberin Johanna sich auch an der medizinischen Forschung der Universität beteiligt haben könnte:

> „Sie war zu jedem Opfer bereit, um den Zielen ihrer Arbeit zu dienen. Als sie einmal längere Zeit kränkelte, erfuhren ihre Freunde ganz zufällig, dass sie eine neue Injektion an sich hatte ausprobieren lassen. ‚Jemand musste es doch machen und mich hat es gerade interessiert', scheint ihr kurzer Kommentar dazu gewesen zu sein."[33]

Vor allem aber zeigte eine Aufstellung der mit der Ausbildung der Schülerinnen verbundenen Kosten, dass Oberin Johanna sich hier eines weiteren, sozialen Aufgabenbereichs annahm.

In einem Antrag, der wegen der Bezuschussung der Schülerinnenausbildung an die Landesregierung der Steiermark gestellt wurde, fügte sie in einem gesonderten Schreiben Erklärungen zum Thema hinzu, die zeigten, wie genau sie die Bedürfnisse der Schule, aber auch ihrer Schülerinnen kannte.[34]

---

[32]   www.gsund.net/cms/beitrag/10114480/34926.

[33]   Archiv Murau.

[34]   Archiv der Landesregierung Steiermark.

Die Schülerinnen hatten Schulgeld zu bezahlen, dessen Höhe, wie die neue Oberin feststellte, oft ihre und ihrer Eltern Möglichkeiten überschritt. Davon wurde Kost und Wohnen bezahlt, die Kleidung wurde gestellt. Das war nichts Außergewöhnliches und auch in anderen Berufen gang und gäbe: Ausbildung kostete.

Oberin Johanna übernahm aber noch eine weitere Aufgabe. Wie in einem der Nachrufe nach ihrem Tod beschrieben wurde: „Da das Kinderspital damals noch nicht dem Landeskrankenhaus angeschlossen war, half die Schwester oft in großzügiger Weise aus eigenen Mitteln." So ließ sie unter anderem einen neuen modernen Operationssaal bauen, richtete sämtliche Räume des Schwesterninternates neu ein und ließ wiederholt fähige Schwestern auf eigene Kosten weiter ausbilden. Sie erbaute für die Schwestern und Schülerinnen den „Stanglhof", ein ländliches Erholungsheim auf der Hochstraße bei Stainz. [35]

Dieser totale Einsatz der Oberin für ihre Schwestern, der auch „Mütterlichkeit" mit einbezog, erwartete im Umkehrschluss von den betreuten Schwestern bedingungslose Hingabe an ihre Pflichten. Auch hier hatte die Einzelperson, das kann nicht oft genug betont werden, mit ihren persönlichen Wünschen und Vorstellungen hinter der Aufgabe zurückzutreten. Die geringe Freizeit, die ja eigentlich nur der Wiederherstellung der Arbeitskraft gewidmet sein sollte, ließ im Grunde genommen keine eigene Familie zu und so musste die Gemeinschaft diese ersetzen. [36]

Anna Schwarzenberg versuchte nicht, hier eine Ausnahmestellung einzunehmen. Die unbekannte Verfasserin hielt in ihrem Nachruf fest, dass alles, was Schwester Johanna, besaß, auch ‚ihrem' Kinderspital gehörte.

Daraus folgerte die Berichterstatterin, dass Schwester Johanna 1934 „in Anerkennung ihrer Leistungen" zu Recht als Geschäftsführende Sekretärin des Weltbundes der Krankenpflegerinnen (ICN) berufen wurde.

---

[35] Nachruf im Familienarchiv Murau.

[36] Elisabeth Seidl, Hilde Steppe: Zur Sozialgeschichte der Pflege in Österreich. Krankenschwestern erzählen über die Zeit von 1920 bis 1950, Wien–München–Bern 1996.

# Politische Einstellung

Wenn die Berichte über Anna Schwarzenbergs Kindheit, Jugend und ihre Ausbildungszeit im Rudolfinerhaus sowie ihre Zeit als Oberin in Graz eine ausschließlich in beschützten Räumen ablaufende Zeit vermuten ließen, so würde das den Tatsachen nicht gerecht.

Zu Hause wurden nicht nur die mit der Revolution von 1918 und der Gründung der Republik 1919 tiefen Einschnitte ins tägliche Leben thematisiert. Das politische Geschehen ging nicht spurlos an Schwester Johanna vorüber. Schon zu Beginn der 20er-Jahre des vorigen Jahrhunderts kam es in der politischen Landschaft Österreichs und vor allem in Wien zu handfesten Auseinandersetzungen mit den Sozialisten und zeichnete sich ein besonders ausgeprägter und aggressiver Antisemitismus ab.

Es lässt sich einfach nicht leugnen, dass – wie auch in der Weimarer Republik – im Ständestaat Österreich der Antisemitismus virulent war und deshalb damals auch Chancen hatte, spätere Übergriffe und Bestrebungen der Nationalsozialisten einzuleiten und vorwegzunehmen. Davon blieb auch die medizinische Fakultät der Universität Wien nicht verschont. Neben den zahlreichen jüdischen Professoren, die den Ruf der österreichischen Medizin prägten, gab es übrigens auch hervorragende sozialistische Vertreter dieses Faches.

Sowohl Juden als aber auch Sozialdemokraten sahen sich in Wien zusehends massiven Angriffen ausgesetzt. Das galt auch für die sonstige österreichische Ärzteschaft. So gelang es 1924, nach langen Auseinandersetzungen, in dem von der Stadt Wien geführten Kaiserin-Elisabeth-Spital die Ärzteausbildung „judenfrei" durchzuführen. 1925 galt das Gleiche im ebenfalls der Stadt Wien zuzuordnenden Wilhelminen-Spital.

Schwester Johanna trafen während ihrer Zeit in Graz die politischen Entwicklungen, die sich schon während ihres Wiener Aufenthaltes abgezeichnet hatten, keineswegs unvorbereitet. Die Verbundenheit des Rudolfinerhauses mit den Rothschild'schen Krankenanstalten trug sicher auch zu weiteren Erkenntnissen in der Entwicklung des dann im Nationalsozialismus überbordenden Antisemitismus bei.

Die brutal durchgeführten Maßnahmen im Zusammenhang mit der sogenannten Rassenhygiene sowie der Antisemitismus fielen ja nicht mit Beginn der Herrschaft der Nationalsozialisten erst in Deutschland und dann in Österreich unerwartet vom Himmel.

In Graz zeichnete sich nicht nur die medizinische Fakultät der Universität, sondern auch die niedergelassenen Ärzte der Stadt lange vor dem März 1938 durch einen besonders ausgeprägten Antisemitismus aus.[37] Gerade in ihrer Position im Grazer Kinderkrankenhaus begegnete Oberin Johanna diesen Einstellungen auch unter den niedergelassenen Ärzten. Die Nationalsozialisten in der österreichischen Ärzteschaft nahmen rapide zu. 1931 hatte der nationalsozialistische Ärztebund nur 114 Mitglieder, diese Zahl stieg bis 1932 auf 364. Wer sich nicht festlegen wollte, schloss sich dem Verein „Deutscher Ärzte in Österreich" an. Aber auch dieser forderte 1933 von Graz aus den Numerus clausus für Juden und zusätzlich Lehrstühle für Rassenhygiene.

Anna Schwarzenberg übernahm ihre Aufgabe als Oberin an der Anna-Kinderklinik, als Professor Franz Hamburger[38] noch für einige Monate ihr Vorgesetzter war. Hamburger war 1916 als ordentlicher Professor für Kinderheilkunde an die Universität Graz berufen worden und leitete seitdem das der Universität angegliederte Anna-Kinderkrankenhaus. Der Professor hatte einen ausgezeichneten Ruf in der Kindermedizin im Kampf gegen Pocken und Diphtherie. Daneben sah er sich dem Gedanken der „Rassereinheit" zutiefst verpflichtet.

Nach dem Anschluss 1938 nach Wien berufen, plädierte er dafür, „schwachsinnige" und diabetische Kinder zu sterilisieren. Er arbeitete mit in der berüchtigten Heil- und Pflegeheilanstalt „Am Steinhof".

Es darf sicher angenommen werden, dass er in seiner langen Zeit in Graz die Lehre in seinem Fach sehr geprägt hat, und so ist es auch nicht abwegig, anzunehmen, dass Oberin Johanna seine Vorstellungen nur zu gut kannte, ja, sich mit ihm auseinandersetzen musste, als sie gemeinsam den Lehrplan der Krankenschwesternschule für die steirische Landesregierung entwarfen.

Wir sind hier auf Vermutungen angewiesen, so wie wir in einem Artikel, den Anna Schwarzenberg 1934 schrieb, uns im Lesen zwischen den Zeilen üben müssen.

---

[37] Zu Folgendem: Fritz Stadler (Hrsg.): Kontinuität und Bruch 1938–1945–1955. Beiträge zur österreichischen Kultur- und Wissenschaftsgeschichte, Münster 2004, S. 311/12.

[38] Franz Hamburger, 1874–1954.

# Artikel in der Zeitschrift Nosokomeion

Anna Schwarzenberg hatte wohl schon ihre Berufung zur Generalsekretärin des Internationalen Schwesternbundes in der Tasche, aber der Antritt ihrer neuen Arbeitsstelle verzögerte sich, da ihre Vorgängerin, Christiane Reimann, immer wieder einen Grund fand, warum sie ihren Posten nicht verlassen konnte.

In dieser Zeitspanne betraute sie Anna Schwarzenberg mit der Aufgabe, einen Artikel für die Ärztezeitschrift *Nosokomeion* zu schreiben. Der Artikel sollte sich mit den Aufgaben der Krankenschwestern beschäftigen und trug den Titel „The Personality of the Nurse". Der Titel *Nosokomeion* war griechisch und verwies auf den Raum, in dem in der Antike Patienten in einen Heilschlaf versetzt wurden.

Die Zeitschrift *Nosokomeion* war das vierteljährlich erscheinende offizielle Verbandsorgan der International Hospital Federation, also der „Internationalen Krankenhausgesellschaft". Sie war 1929 gegründet worden und unterhielt enge Verbindung zur World Medical Assoziation und zum International Council of Nurses.

Die Artikel erschienen in Englisch, endeten aber immer mit einer kurzen Zusammenfassung auf Französisch und Deutsch. Die Zeitschrift erschien im Kohlhammerverlag in Stuttgart.

Der Beitrag von Anna Schwarzenberg, „‚The Personality of the Nurse' By Princess Anna Schwarzenberg", umfasste mit den Kurzfassungen in Englisch, Französisch und Deutsch sechs zweispaltige Seiten. Ihr Artikel erschien im 4. Quartal, im Oktober 1934.

Erst am Ende des Aufsatzes, aber vor den Kurzfassungen, erfährt der Leser, dass es sich bei der Verfasserin um die Generalsekretärin des International Council of Nurses, 14, Quai des Eux-Vives, Genf, handelte. Die Verfasserin, die zu diesem Zeitpunkt wahrscheinlich noch ihren Dienst als Schwester Oberin Johanna versah, hieß nun plötzlich nicht nur Anna Schwarzenberg, sondern war wieder Anna Prinzessin Schwarzenberg.

Dieser scheinbar unverfängliche Beitrag war im Grunde genommen eine massive Anklage, ja, eine Art von Kriegserklärung an große Teile der Medizin, die sich damals der „Volksgesundheit" verschrieben hatten.

Der Artikel bietet in zweierlei Hinsichten Interpretationsmöglichkeiten zu Schwester Johannas, nun wieder Anna Schwarzenbergs, politischen und persönlichen Ansichten. Schon der Titel zeigt, dass es hier nicht nur um die praktischen Dinge der Pflege gehen wird, sondern auch ethische Fragen zum Tragen kommen werden.

Daher ist die Vermutung berechtigt, dass dieser Artikel durchaus als ein Diskussionsbeitrag innerhalb der zeitgenössischen unterschiedlichen weltanschaulichen Auseinandersetzungen über Pflege im Einzelnen und Aufgaben der Medizin im Besonderen gewertet werden kann.

Tatsächlich legte sich die eben ernannte Generalsekretärin mit ihrem Beitrag in ihrer weltanschaulichen Einstellung unmissverständlich fest. Sie bewies schon in ihrer kurzen Zusammenfassung, dass, ihrer Meinung nach, die historische Entwicklung der Pflege von der späten Antike bis zu ihrer Gegenwart immer fest im Christlichen verankert war. Diese Einstellung, so die Verfechter eines christlichen Fundaments in der Medizin, musste sowohl in deren Handlungen als auch in ihrer Ethik verwurzelt sein.

So schließen sich direkt in Anna Schwarzenbergs Beitrag, nach kurzer Erwähnung der Pflege in der Antike und des Eids des Hippokrates, Berichte über die Diakonie in den ersten christlichen Gemeinden in Rom an. Für die Entwicklung von Pflege und Wohlfahrt in den Gemeinden verweist die neue Generalsekretärin hier vor allem auf Frauen. Sie nennt Paula,[39] Fabiola[40] und Marcella[41]. Gemeinsam war den meisten der Genannten, dass sie aus der Oberschicht stammten, Geld hatten und dass sie in Kontakt mit dem hl. Hieronymus[42] standen.

Marcella, die nach der Eroberung Roms durch die Germanen an den Folgen der dabei erlittenen Misshandlungen starb, war als Witwe von Hieronymus in der christlichen Religion unterrichtet worden und widmete sich, wie Fabiola, der Armenpflege. Fabiola errichtete zusätzlich ein Pilgerhospiz.

---

[39]   Paula von Rom, 347–404.
[40]   Fabiola, gest. 399.
[41]   Marcella, 325–410 n. Chr.
[42]   Hieronymus, lateinischer Kirchenlehrer, 347–420 n. Chr.

Vor allem aber standen sich Paula und Hieronymus nahe. Er weckte in ihr den Wunsch, ins Heilige Land zu reisen. Sie lernte Hebräisch und unternahm tatsächlich gemeinsam mit dem großen Kirchenlehrer eine Pilgerfahrt nach Jerusalem.

Paula gründete in Bethlehem ein Hospiz und lebte sehr asketisch. Ihre Sorge für die Kranken und Armen hatte schon dazu geführt, dass sie in Rom ein Siechenhaus eingerichtet hatte, das für viele als das erste Krankenhaus im Westen gilt. Krankenpflege und Sozialarbeit lagen schon im alten Rom nahe beieinander, das sollte dann viele Jahrhunderte hindurch auch in Europa so gehandhabt werden.

In ihrem Artikel leitete Anna Prinzessin Schwarzenberg dann über zur Nächstenliebe im christlichen Mittelalter, vertreten durch die hl. Elisabeth, den hl. Franz von Assisi und die hl. Katharina von Siena, aber auch durch die Beginen. Dies waren Frauen, die sich ohne feste Gelübde zusammentaten und in einer Art Klostergemeinschaft, den sogenannten Beginenhöfen, miteinander lebten. Sie sorgten sich um Kranke und Arme. Ihren Namen führte man entweder auf ihre graubraune Tracht (beige) zurück oder auf ihren Gründer Lambert le Bègue[43]. Sie konnten ihrer segensreichen Tätigkeit nachgehen, bis sie im 14. Jahrhundert aufgelöst wurden, weil sie zu sehr in die Nähe der von der katholischen Kirche als häretisch eingestuften Laienbewegung geraten waren.

Gegen die Akteure der Reformation in Deutschland erhob Prinzessin Anna den Vorwurf, dass mit der Dezimierung der Orden sich auch die Fürsorge für Kranke und Arme enorm verschlechtert habe. So hätten nun an Stelle der Ordensfrauen in den Spitälern oft nicht nur schlecht ausgebildete, sondern auch nicht gut beleumundete, und daher charakterlich nicht geeignete Frauen die Kranken versorgt.

Anna verweist dann auf Vinzenz von Paul,[44] der in Frankreich den Orden der Barmherzigen Schwestern gründete. Vinzenz von Paul forderte, so ihr Bericht, von dem jungen Orden der Barmherzigen Schwestern:

> „Sie sollen keine Klöster haben, sondern das Krankenhaus, sie sollen keine Zellen haben, sondern gemietete Zimmer, keine Kreuzgänge, aber die Straßen und die Krankenhausstationen, keine Klausur, aber Gehorsam, keine Grenzen durch den Konvent, sondern nur die Gottesfurcht; statt eines Schleiers sollen sie eine heilige und tiefe Bescheidenheit haben und während

---

43  Lambert le Bègue, gest. 1177.

44  Vinzenz von Paul, 1581–1660.

sie sich von allem Müßiggang bewusst fernhalten, sollen sie die Saat der Tugend aussäen, wo immer sie hingehen."

Diese Vorgabe der Verfasserin sagt viel über sie selber aus. Hier geht es darum, dass auch die Krankenschwestern und die Sozialarbeiterinnen ihrer Tage sich in ihrer Bereitschaft zu helfen nicht nur zu den Hilfsbedürftigen von ihrer sicheren Welt aus hinbegeben, sondern dass sie so mit ihnen leben sollten, dass sie ihre Not teilten, und damit von dieser „betroffen" wurden. Hier passt das Wort „inter-esse" das, aus dem Lateinischen übersetzt, „dazwischen sein" bedeutet.

Für Anna Schwarzenberg war Krankenpflege weder ein „Job" noch eine Sache gewerkschaftlicher Verhandlungen. Die Vorstellung von festgesetzten Arbeitszeiten als ein Recht, das die Krankenschwestern einfordern konnte, befremdete sie zutiefst.

In ihren Ausführungen über Vinzenz von Paul weist die Verfasserin deutlich darauf hin, dass es letztlich eine Frau war – Louise de Marillac, verheiratete Le Gras,[45] – die ihn in seinen Vorstellungen unterstützte und sie in die Tat umsetzte.

Anna Prinzessin Schwarzenbergs Artikel hatte seine Wurzeln einwandfrei in dem die Konfessionen übergreifenden Christentum. Weder polemisierte sie noch reduzierte sie ihre Ausführungen auf nur katholisch oder nur evangelisch.

Die Folgen der Reformation für die Pflege dienten ihr keineswegs als religiöse Betrachtungen, sondern sie verwies einfach auf historische Fakten. In diesem Geist beschrieb sie, wie sich die gesamte Krankenpflege Ende des 18. und zu Beginn des 19. Jahrhunderts im Protestantismus geändert habe.

So bekommt Pastor Theodor Fliedner,[46] der Gründer der Vereinigung der Kaiserswerther Diakonissinnen, einen festen Platz in ihren Ausführungen. Pastor Fliedner übernahm als junger Pastor mit Kaiserswerth eine der ärmsten Pfarreien Deutschlands, die schon mehrmals vor der Auflösung gestanden hatte. Wie all seine Vorgänger war Fliedner daher darauf angewiesen, landauf, landab unter den anderen Gemeinden für den Unterhalt seiner Gemeinde zu sammeln.

Diese Aufgabe führte ihn nicht nur nach Holland, sondern auch nach England. Er war ungemein erfolgreich und so wurde aus dem kleinen Dorfpfarrer der größte Fundraiser des 19. Jahrhunderts, der mit seinen Spenden und ihren Zinsen das Reich der Kaiserswerther Diakonie ins Leben rief.

---

[45]   Louise de Marillac, verh. Louise Le Gras, 1591–1660.

[46]   Theodor Fliedner, 1800–1864.

In Annas Artikel geraten auch hier die Frauen, die Fliedner unterstützten, sofort in den Fokus. Neben seinen beiden Ehefrauen erwähnt die Verfasserin die Lutheranerin Amalie Sieveking,[47] die sich in Hamburg zunächst bei der großen Choleraepidemie engagierte. Sie setzte sich in ihrer Heimatstadt weiter sehr in der Armen- und Krankenpflege ein und gilt nicht nur als Mitbegründerin der Diakonie, sondern auch als Vorreiterin der modernen Sozialarbeit in Deutschland.

Schon Amalie Sievekings christlicher Einsatz hatte einen frauenrechtlichen Hintergrund, denn sie war der Meinung, dass „nur durch das Christentum der Frau eine Stellung und eine Würde gegeben wird, die ihr früher versagt war."[48]

Dass diese Art Entwicklung im pflegerischen Bereich nicht nur auf Deutschland beschränkt war, sondern dass es auch durchaus Verbindungen ins Ausland gab, zeigt der Artikel an engagierten, englischen Damen auf. Bei diesen Aufzählungen dürfen wir Erkenntnisse vermuten, die „Schwarzie" während ihres Studiums am Bedford College erwarb.

Fliedners Kontakte nach England waren zahlreich und auch entsprechend anregend für seine Arbeit. Hier erwähnt die Generalsekretärin des ICN John Howard[49].

John Howard besuchte Zeit seines Lebens Gefängnisse, Lazarette und Krankenhäuser in den unterschiedlichsten Ländern, die er, vor allem durch seine Veröffentlichungen, zu reformieren versuchte. So beobachtete er sehr kritisch die Entwicklung des 1784 von Joseph II. gegründeten Wiener Allgemeinen Krankenhauses. Eigentlich kein Freund hochgestellter Persönlichkeiten, war er von diesem Spital so angetan, dass er fand, Joseph II. habe hier ein empfehlenswertes Beispiel für viele andere Potentaten gegeben.

Howard starb in Russland. Da seine englischen Zeitgenossen ihn sehr achteten, stellten sie eine Büste John Howards in London in der St. Paul's Cathedral auf.

Vor allem Elizabeth Fry[50] beeindruckte Theodor Fliedner immer wieder aufs Neue. Auf einer seiner Englandreisen lernte er sie sogar persönlich kennen. Elizabeth Fry bemühte sich zunächst um Verbesserungen für Strafgefangene,

---

[47]  Amalie Sieveking, 1794–1859.

[48]  Franz Schnabel: Deutsche Geschichte im neunzehnten Jahrhundert, Band IV (Die religiösen Kräfte), Freiburg 1951, S. 420.

[49]  John Howard, 1726–1790.

[50]  Elizabeth Fry, 1780–1845.

was ihr den Titel „Engel der Gefängnisse" eintrug. Später versuchte sie, die Lage Geisteskranker zu verbessern. Sie bereiste 1840 das Festland und suchte dort auch Pastor Theodor Fliedner in Kaiserswerth bei Düsseldorf auf.

Den Höhepunkt all dieser Tätigkeiten für die Krankenpflege bildete allerdings das Engagement Florence Nightingales. Sowohl in ihrem Leben als auch in ihrer Lehre findet Anna Prinzessin Schwarzenberg alles, was ihre Vorstellungen und Anforderungen an eine Krankenschwester beinhaltet.

Florence Nightingale[51] hatte ihre Ausbildung auf dem Festland zunächst bei den Barmherzigen Schwestern in Paris und dann in der Diakonissenanstalt in Kaiserswerth erhalten. Mit dem dort erworbenen Wissen trat sie ihren Dienst im Lazarett von Scutari[52] im Krimkrieg[53] an. Sie erlebte die katastrophalen Zustände in den englischen Kriegslazaretten. Ihre in ihren Berichten enthaltene Kritik und ihre Aufrufe sollten letztlich die gesamte Kranken- und Wohlfahrtspflege ihrer Zeit grundsätzlich verändern. 1860 kehrte sie nach England zurück und gründete die erste Krankenschwesternschule auf der Insel.

Anna Prinzessin Schwarzenbergs Artikel endet mit dem sogenannten Florence-Nightingale-Gelöbnis:

> „Spender des Lebens gib mir Kraft,
> dass ich meine Arbeit mit Überlegung tue,
> getreu dem Ziel, das Leben jener zu hüten,
> die meiner Umsorgung anvertraut sind,
> Halte rein meine Lippen von verletzenden Worten,
> gib mir klare Augen, das Gute der anderen zu sehen,
> gib mir sanfte Hände, ein gütiges Herz und eine geduldige Seele,
> dass durch deine Gnade Schmerzen gelindert werden,
> kranke Körper heilen,
> Gemüter gestärkt werden,
> der Lebenswille wieder wachse.
> Hilf, dass ich niemandem durch Unwissenheit und Nachlässigkeit schade.
> Für jene, die gebeugt sind vom Kummer und Weh,

---

51  Florence Nightingale, 1820–1910.

52  Stadtteil im asiatischen Teil von Istanbul.

53  Krimkrieg 1853–1856.

von Angst und Schmerz,

gib Kraft zum Durchhalten. –

Schenk mir, o Gott, Deinen Segen zu meiner Aufgabe."

Dieses Gelöbnis ist im Grunde genommen ein Gebet, von einer uns heute kaum nachvollziehbaren Demut. Aber es spiegelt auch Anna Schwarzenbergs Einstellung und Frömmigkeit wider.

Die Art und Weise, wie die neue Generalsekretärin des ICN die historische Entwicklung der Kranken- und Wohlfahrtspflege sowie– modern ausgedrückt – das Profil der Krankenschwester entwickelte, entsprach schon damals in weiten Strecken nicht mehr den Vorstellungen ihrer Zeit.

Ihre Ausführungen sind sehr selbstbewusst abgefasst und tragen durchaus feministisch-emanzipatorische Züge. Immer sind es tatkräftige und die Dinge vorantreibende Frauen, die den Männern gegenübergestellt werden. Und das in einer Zeitschrift, die sich letztlich vorwiegend an Männer wandte! Denn die gesamte Medizin zu dieser Zeit, sowohl in der Forschung, im Lehrbetrieb als auch in der Praxis, war ja mehr oder weniger männlich dominiert.

Nun ist Anna Schwarzenberg nicht an die Seite der heutigen Feministinnen zu rücken, das würde ihr in keiner Weise gerecht. Bis zu einem gewissen Grad vertrat sie schon noch das alte Frauenbild. Sie wollte weder wie die Männer sein, noch sie übertrumpfen oder gar ganz ablösen.

Ihre Vorstellung galt der Frau als „Gefährtin", als „Ergänzung auf Augenhöhe" im Sinne einer Gleichheit des Wertes, der auch Wertschätzung für das Unterscheidende beinhaltete. Für sie besaßen Mann und Frau, wie die Menschen überhaupt, nicht notwendigerweise die gleichen Eigenschaften. Es ging ihr um ein gleichberechtigtes Nebeneinander nicht nur der Geschlechter. Ein „Bessersein" gab es für sie weder als Status noch für andere Eigenschaften, wie zum Beispiel Rasse oder Erbgut. Es galt die Würde jedes Menschen. Wer diese Auffassung nicht teilte, den galt es zu bekämpfen.

Auch ihr Bild der Krankenschwester lässt sich dank Entwicklungen und daher Erfordernissen der Neuzeit nicht mehr verwirklichen. Kurz zusammengefasst stehen hier die Begriffe Beruf und Berufung gegeneinander. Was Berufung zur Krankenschwester verlangt, zeigte Anna Schwarzenberg im zweiten Teil ihres Artikels im *Nosokomeion* auf.

Schon die deutsche Kurzfassung ließ ahnen, dass der Artikel vom Berufsethos der Verfasserin geprägt sein würde. Die Anforderungen, die die Rudolfinerin stellte, waren so hoch, dass sie heute eigentlich von Anfang an nicht nur Skepsis, sondern auch eine gewisse Abwehr erregen. Hier scheint die Überforderung vorprogrammiert. Es waren allein zwölf Punkte, die die Verfasserin am Ende ihres Artikels aufzählte. So habe die Krankenschwester nicht nur geistig und körperlich gesund, sondern auch klar denkend, besonnen, scharfsinnig, schnell und genau beobachtend, findig, praktisch und tüchtig, ausgeglichen, diszipliniert, beherrscht, selbstvertrauend, zuverlässig, ruhig und ausdauernd zu sein. Von ihr wurde erwartet, dass sie loyal und willig gute Arbeit im Team leistete, dabei rücksichtsvoll, taktvoll und zuvorkommend war. Sie sollte sozial eingestellt und am Gemeinwohl interessiert sein. Freundlich, geschickt und mit sicherer Hand ausgerüstet, sollte sie, weil systematisch und ordentlich, als Verwalterin geeignet sein. Vertrauen erweckend sollte es ihr gelingen, auch andere Personen leicht zur Mitarbeit zu gewinnen.

Wir haben hier nicht nur eine Fülle von Erwartungen an das Pflegepersonal, sondern auch die Zusammenfassung all dessen, was die Autorin von Führung und damit von sich selbst erwartete. Selbst unter letzterem Gesichtspunkt ist die Fülle des Anspruchs an die Krankenschwester kaum erträglich.

Es ist unbekannt, ob es überhaupt eine Reaktion der Leserschaft auf den Artikel der neuen Generalsekretärin im ICN gab. Auch ist nicht bekannt, dass die Verfasserin je einen weiteren Beitrag in der Zeitschrift veröffentlichte.

# Die Idee der Volksgesundheit

Die private Verantwortung für Gesundheit und Wohlfahrt in der Gesellschaft war inzwischen auf den Staat und damit auf die Politik übergegangen. Der Geist der Zeitschrift *Nosokomeion* war von ganz anderen Vorstellungen geprägt.

Schon gleich auf der ersten Seite der Fachzeitschrift wird in den drei schon erwähnten Sprachen das Ziel ihrer Veröffentlichungen umrissen. So heißt es: 1930 begründet, strebe die Zeitschrift eine „internationale Zusammenarbeit zur Vervollkommenung des Krankenhauswesens" an. *Nosokomeion* wollte ein integrierender Bestandteil des Bestrebens nach „sozialer Hygiene" sein.

Im unteren Drittel findet man unter der Rubrik „Mitredakteure", die die verschiedenen Länder vertraten, für Österreich den Namen „Julius Tandler".

Julius Tandler steht für die zu Beginn der neu gegründeten Republik Österreich vor allem in Wien vertretene Politik der Volksgesundheit, diesmal unter sozialdemokratischer Flagge.

Die unter den Nationalsozialisten in höchster Grausamkeit ausgeführten Ideen der Eugenik und der Euthanasie sind nicht einfach vom Himmel gefallen, sondern hatten eine umfangreiche Vorgeschichte. Diese Vorgeschichte fand nicht nur im Wien der Sozialdemokraten große Zustimmung, sondern wurde von allen Parteirichtungen, unter verschiedenen Blickwinkeln, auf der ganzen Welt sehr vehement diskutiert. Sie beschränkte sich nicht nur auf die Wissenschaft und damit vorwiegend auf die medizinischen Fakultäten der Universitäten, sondern erreichte auch die praktische Kranken- und Wohlfahrtspflege. Das Thema der Volksgesundheit war hoch politisch.

Der Lebenslauf des jüdischen Professors Julius Tandler[54] ist für die antisemitischen Ausschreitungen sowie für das Thema Volkshygiene sehr aufschlussreich.[55] Julius Tandler stammte aus dem heutigen Tschechien. Der Habsburgermonarchie

---

[54] Julius Tandler, 1869–1936.

[55] Im Folgenden benutze ich zum Lebenslauf und seiner politischen und wissenschaftlichen Einstellung weitgehend Erkenntnisse aus der Magisterarbeit von Dr. Anifie, Irene: Julius Tandler. Anatom und Gemeindepolitiker. Magisterarbeit an der Universität Wien 2012.

scheint der Jude Tandler sich übrigens, solange sie existierte, verbunden gefühlt zu haben: Er wusste ihre Toleranz gegenüber den Juden zu schätzen.

Später wurde Tandler zum sozialistischen Intellektuellen. Seine Affinität zur Sozialdemokratie entwickelte sich – wie bei vielen Intellektuellen der Zeit –, (sehr verkürzt dargestellt) aus deren Einstellung zur Wissenschaft, die der Mitbegründer der deutschen Sozialdemokratischen Partei, Wilhelm Liebknecht (1826–1900) kurz zusammenfasste: „Die Macht der Sozialdemokratie liegt im Verwachsensein mit der Wissenschaft, brechen wir mit der Wissenschaft, hören wir auf, eine Partei zu sein."

Tandler war in Wien nicht nur ein bekannter Wissenschaftler aufgrund seiner bahnbrechenden anatomischen Forschungsarbeiten, er war auch ein bekannter sozialdemokratischer Politiker. Hier engagierte er sich nach 1918 vor allem neben dem Gesundheits- auch im Wohlfahrtswesen. 1919 wurde er Unterstaatssekretär. 1920 wurde er Mitglied im Völkerbund. Als Zuständiger für die Wohlfahrtspflege im Rat der Stadt Wien gelang es ihm, einige seiner Ansichten, vor allem in der Jugendfürsorge, in die Tat umzusetzen.

Julius Tandler geriet als Jude schon 1923 in die antisemitischen Studentenausschreitungen. Ab 1934, mit Beginn der Ständeregierung, wurde er zusätzlich als Sozialdemokrat vom Staat verfolgt. Nach einem kurzen Gefängnisaufenthalt schickte man ihn wenige Monate später in den Ruhestand. Er starb 1936 in Moskau. Seine Idee von der Volksgesundheit wurde nicht nur in Wien, sondern weltweit diskutiert. Julius Tandler war, wie für viele Wiener, auch für Anna Schwarzenberg kein unbeschriebenes Blatt.

Hilde Spiel verweist auf Julius Tandler als einen wichtigen Zeugen, um ihre eigene politische Einstellung in ihrer Jugend zu erklären. Sie schreibt:

> „Nein, in die Partei[56] trat ich nicht ein, noch nicht. Aber ich war, wenngleich nicht ‚primo loco‘ ein politischer Mensch, doch bald schon ergriffen vom Geist der Zeit und von meiner Stadt, in der die Vorzüge der Schulreformen Otto Glöckls, der Fürsorgeeinrichtungen Julius Tandlers, der eine Fülle den Wohnungsbau und die Kunst fördernder Aktivitäten ermöglichenden Finanzstrategie Hugo Breitners selbst für junge Menschen einsichtig waren."[57]

---

[56]  Sozialistische Partei Österreichs. Anm. der Verfasserin.

[57]  Hilde Spiel: Die hellen und die finsteren Zeiten. Erinnerungen 1911–1946, München 1989, S. 82.

Am 15. Juli 1927 urteilte Alma Mahler Werfel in ihrem Tagebuch über Julius Tandler, der häufig Gast in ihrem Hause in Wien war:

> „Schwere Ausschreitungen. Hundert Tote. Tausend Verletzte. Der Justiz-palast niedergebrannt. Die Menschenhorde losgelassen! Die böse Saat des Kommunismus geht auf.
> Nun fallen die literarischen Ideologen aus allen Himmeln … Julius Tandler schrieb mir „Fenstersturz der Ideale" Warum wusste er das nicht? Wo ich das alles kommen sah?!! Die Intellektuellen sind Gelehrte, Künstler, Geldmen-schen – aber von der Politik sollen sie ihre Hände lassen."[58]

Einige Jahre später findet sich diese Charakterisierung Tandlers in ihren Aufzeichnungen:

> „Durch Zufall ist Julius Tandler da. Er ist ein ganz merkwürdiges Exemplar Mensch. Sicher ein Mensch von wirklicher Bedeutung. Schade, dass er seine Kräfte in sozialistischer Parteimacherei vergeudet."[59]

Auch der spätere Diplomat der ersten und der zweiten Republik Österreichs und Gast im Hause Mahler-Werfel, Johannes Schwarzenberg, setzt sich in seinen Memoiren unter anderen mit Julius Tandler auseinander:

> „Wer nicht Sozialist war, sah in den Herren Adler, Seitz, Tandler, Bauer und andren mehr die Totengräber Österreichs, galten sie ja als Schrittmacher ei-ner materialistischen Weltanschauung, der sich jeder gute Christ verschließen müsse."[60]

Julius Tandler gilt als „Soziallamarckist". Damit gerät er mitten in die vor allem von Christen heute noch immer wieder hitzig geführte Diskussion über den Darwinismus.

---

[58]   Alma Mahler-Werfel: Mein Leben, Frankfurt 1960, S. 176.

[59]   Mahler-Werfel, S. 215.

[60]   Colienne Schwarzenberg, Marysia Miller-Aichholz, Erkinger Schwarzenberg (Hrsg.): Johannes E. Schwarzenberg. Erinnerungen und Gedanken eines Diplomaten im Zeitenwandel, Wien 2013, S. 85.

Viele Anhänger und auch Gegner von Charles Darwin[61] halten Jean Baptiste de Lamarck[62] für einen prägenden Vorläufer von Charles Darwin. Für Lamarck galt, dass alle Veränderungen oder Neuerwerbungen der körperlichen Organisation durch die Fortpflanzung auf die Nachkommen vererbt werden.[63] Vereinfacht gesagt, nahm Lamarck an, dass weitergegebenes Erbgut von der Umwelt verändert werden könnte, während Darwin der Meinung war, dass, ohne dass sich das Erbgut ändert, dasjenige Tier und damit diejenige Tierart überlebte, die ihr Erbgut am besten an die Umwelt anpasste.

Die Wissenschaft beruft sich heute weitgehend nicht mehr auf den Lamarckismus. Die inzwischen erfolgte Entdeckung der Gene befindet sich mit den Vorstellungen Darwins in Einklang. So weit – wie gesagt – die verkürzte Darstellung der wissenschaftlichen Auseinandersetzung.

Nun hatten aber diese Vorstellungen einen nicht zu unterschätzenden Einfluss auf politische Ansichten, vor allem soweit sie sozialistisch geprägt waren. Das kann hier auch nur kurz angerissen werden. Dabei ist wieder die Biographie Tandlers sehr hilfreich. In unserem Zusammenhang ist vor allem das Bündnis der Sozialdemokraten mit den Naturwissenschaften relevant. Dieser Pakt führte dann – übertragen auf die Politik – dazu, dass sich Wurzeln und Zielsetzung auch der Gesundheits- und Wohlfahrtspflege radikal veränderten.

Julius Tandlers Vorstellungen widersprachen sowohl politisch als auch wissenschaftlich Kants, von christlicher Wertvorstellung geprägten, Auffassung: „Jedes Ding hat seinen Preis, nur der Mensch hat Würde."[64]

Die Mediziner, wenn sie wie Tandler eingestellt waren, fühlten sich dem Wort des großen Arztes und Archäologen Rudolf Virchow[65] verpflichtet: „Die Medizin ist eine soziale Wissenschaft und die Politik ist nichts weiter als Medizin im Großen."[66] Das führte dann zu einer Vorstellung von Wohlfahrtspflege, die politisch Gefahr

---

[61]   Charles Darwin, 1809–1882.

[62]   Jean Baptiste de Lamarck, 1744–1829.

[63]   dtv Brockhaus Lexikon, Bd. 10, München 1882.

[64]   Verkürztes Zitat nach Immanuel Kant: „Grundlegung der Metaphysik der Sitten."

[65]   Rudolf Virchow, 1821–1902.

[66]   Rudolf Virchow: Der Armenarzt. In: *Die Medicinische Reform*, Reprint, Berlin 1993, S. 125.

lief, zum einen die Kostenfrage vor das „Mitleiden" zu stellen und zum anderen die Vorstellung der „Volkshygiene" zu entwickeln.

Der Österreicher Tandler befand sich weltweit im Einklang mit zahlreichen Mediziner- und Politikerkreisen, die ebenfalls in der Gesellschaft einen Volkskörper sahen, der nur aufgrund von gelebter Hygiene gesund sein konnte. Gerade weil der Staat die Verantwortung und damit auch die Kosten für die allgemeine Volksgesundheit übernahm, war es die Aufgabe jedes einzelnen Bürgers, sich so zu verhalten, dass die Gesundheit des Volkes garantiert war.

Diese Bestrebungen – so die Meinung der Verfechter einer Volksgesundheit – wurden vor allem durch „asoziale Elemente" infrage gestellt, die sich nicht so verhielten, dass die Gesundheit des Volkes gesichert war. Für sie waren solche „Elemente" Trinker, Drogenabhängige, Erb- und Geisteskranke. Besonderes Interesse galt hier Krankheiten wie Diabetes und Tuberkulose, die als Erbkrankheiten galten.

In der Zeit seiner politischen Tätigkeit ging es Tandler noch um Beratung und Belehrung. Ziel war es zu dieser Zeit noch, das Verantwortungsgefühl der Betroffenen der Gesellschaft gegenüber so zu stärken, dass sie sich freiwillig sterilisieren ließen. In all seinen Planungen wurde allerdings die Volksgesundheit allem anderen vorgeordnet. Tandler berief sich dabei auf ein angebliches Zitat Friedrichs des Großen, dass das Volk das Kapital des Staates sei, das es um jeden Preis zu schützen gelte.

So kann man den Artikel Anna Schwarzenbergs in der Zeitschrift *Nosokomeion* durchaus auch als Antwort auf die Diskussionen ihrer Zeit über „die soziale Hygiene der Gesundheitsfürsorge" einordnen. Er ist nicht nur eine, wenn man so will, Bestandsaufnahme, sondern zur gleichen Zeit ein Diskussionsbeitrag, wenn nicht sogar eine Provokation in den damaligen Auffassungen über die Medizin und ihre Aufgaben.

1934 konnte Anna Schwarzenberg mehrere Monate nach ihrer Berufung dann ihre Stelle als Generalsekretärin im International Council of Nurses antreten. Schwester Johanna legte diesen Namen für den Rest ihres Lebens ab und wurde wieder zu Anna Schwarzenberg.

# Die Geschichte des International Council of Nurses

Es gibt heute eigentlich nur wenige Ärzte oder Krankenschwestern, die auf Anhieb wüssten, was der International Council of Nurses (ICN) war. Dabei hat dieser Verband nicht nur eine interessante Vergangenheit, sondern zu seiner Zeit auch eine Bedeutung, die sich, obwohl er – wie gesagt – selber kaum mehr bekannt ist, heute noch auswirkt.

Die Geschichte des International Council of Nurses ist eng mit der der Frauenbewegung verbunden. Der Vorstand des ICN war nicht nur immer bemüht, den beruflichen Anforderungen an seine Mitglieder gerecht zu werden. Er war ebenso politisch ausgerichtet. Diese Eigenschaft gilt eigentlich für alle Verbände, die im 19. Jahrhundert entstanden.

So ging es dem ICN seit seiner Gründung in England von Anfang an gleichberechtigt neben dem Anliegen der Frauenbildung um das Frauenwahlrecht.

Auf dem Festland hatte die Aufklärung mit ihrer Maxime, dass alle Menschen gleich seien, einzelne Frauen auf den Plan gerufen. Sie beanstandeten, dass Frauen, was ihre Rechte anbetraf, in diese Feststellung nicht mit einbezogen waren.

Die erste offizielle Resolution zu diesem Thema erschien allerdings erst im Zuge der französischen Revolution. Sie stammte aus der Feder von Olympe de Gouges.[67] Sie war der Ansicht, dass der allgemeine Ruf nach Freiheit, Brüderlichkeit und Gleichheit die Rechte der Frauen nicht angemessen berücksichtige.

Aus heutiger Sicht war Olympe de Gouges durchaus im Recht, denn schon der Begriff der „Brüderlichkeit", der zweiten Forderung der Revolution, schließt in ihrer Wortwahl die Frauen aus und verrät letztlich, dass die Revolutionäre, was die Frauenfrage anbelangte, noch ganz am alten Rollenbild hingen.

Olympe de Gouges forderte für Frauen die gleichen Bildungs- und Berufschancen, Teilhabe in Kultur und Politik sowie Selbstbestimmung in persönlichen und finanziellen Bereichen.

---

[67] Olympe de Gouges, Schriftstellerin, Revolutionärin und Frauenrechtlerin, 1748–1793, hingerichtet.

Da sie auch Schriftstellerin war und Theaterstücke mit politischem Inhalt schrieb, warf man ihr zunächst vor, dass sie sich hier ein Metier angemaßt habe, das ihr als Frau nicht zustand. In dieser männlich bestimmten Gesellschaft trug ihr das nicht nur verbale Ablehnung ein. Verhaftet und in Paris durch die Guillotine hingerichtet wurde sie unter dem Vorwurf, sie sei Monarchistin und lehne die Jakobiner deshalb ab.

Heute neigen Biographen mehr zu der Annahme, dass sie dieses Urteil nicht zuletzt auch ihren emanzipatorischen Aktivitäten verdankte. Olympe de Gouges geriet lange in Vergessenheit. So kommt sie in meiner 20-bändigen dtv-Ausgabe des Brockhaus Lexikons von 1989 weder mit einem eigenen Eintrag vor, noch wird sie im Zusammenhang mit der Frauenbewegung in anderen Beiträgen zum Thema erwähnt.

Auch in den Berichten über die Geschichte des International Council of Nurses wird sie nicht erwähnt. Eine historische Verbindung zur Aufklärung oder gar französischen Revolution wird in den Veröffentlichungen über die Geschichte des ICN nicht hergestellt.

Hier beruft man sich auf eine andere Tradition, der, von Amerika ausgehend, von der Forschung vorwiegend christliche Motive bescheinigt werden. Es ging um die Frage des Sklavenhandels und der Lebens- und Arbeitsbedingungen dieser unfreien Menschen. Das Wohl der Sklaven stand im Mittelpunkt.

Ohne allerdings die Berechtigung der Sklaverei als solche wirklich infrage zu stellen, wurde die Verantwortung der Sklavenbesitzer angemahnt. Sie sollten ihre Sklaven menschenwürdig behandeln.

Ein noch in meiner Jugend sehr beliebtes Kinderbuch „Onkel Toms Hütte"[68], in England 1852 erschienen, veranschaulicht das damalige Bestreben sehr genau. Onkel Tom war ein „guter Neger", ein treuer Sklave, der seinen ihm vom lieben Gott zugewiesenen Platz freundlich und getreulich ausfüllte, dann aber starb, nachdem er – verkauft und von seiner Familie getrennt – von seinem neuen Herrn missachtet und misshandelt worden war.

Der neue Besitzer war ein Unmensch und musste daher der allgemeinen Verachtung anheim fallen. Als „Besitzer" hatte er die Verantwortung dafür, dass es diesem ihm anvertrauten Menschen gut ging.

Dass dieser ihm anvertraute Mensch allerdings das Recht haben könnte, selbst zu entscheiden, was ihm guttat, war ein Gedanke, der in der hierarchisch und

---

[68] Harriet Beecher Stowe: Uncle Tom's Cabin (Onkel Toms Hütte), 1852.

patriarchalisch aufgebauten Gesellschaft des 19. Jahrhunderts für die meisten unvorstellbar war. Schon allein eine Vorstellung in diese Richtung war revolutionär und damit gefährlich.

Dieser Kampf um die Rechte der Sklaven, der in den USA begann, lag vor allem in den Händen von Frauen und fand auch bald viele Anhängerinnen in England. Es waren meist Damen der Oberschicht, die sich hier engagierten. Plötzlich entdeckten sie, dass ihre Situation in vielen Punkten eigentlich der der Sklaven nicht ganz unähnlich war.

Immer mehr Frauen forderten Rechte ein. Sie verlangten die gleiche Erziehung und Ausbildung für ihr Geschlecht sowie das Recht auf eine berufliche Tätigkeit und Mitgestaltung in Politik und Kultur und das Recht, ihr Einkommen und Vermögen selbst zu verwalten.

Diese Forderungen bezogen sich auf beiden Seiten des Atlantiks aber besonders auf die Politik[69] und damit letztlich auf das Wahlrecht für Frauen. So versuchten Ende des 18. Jahrhunderts Frauen in England die ihnen bis dahin verwehrte Erlaubnis zu erhalten, als Zuhörerinnen bei den Parlamentssitzungen anwesend sein zu dürfen.

Schon 1782 stellte ein erstaunter Besucher vom Festland fest, dass sich in den Zuschauerrängen des Parlaments auch Frauen befänden. Diese Tatsache war schon damals nicht unumstritten. Interessanterweise unterschieden sich die Argumente dagegen über die Jahre hinweg nicht von denen, die dem Bestreben, den Frauen ein Wahlrecht einzuräumen, entgegengehalten wurde.

Da war zunächst die Behauptung, dass Frauen einfach von ihren intellektuellen Fähigkeiten her nicht geeignet wären, die politischen Zusammenhänge zu erfassen und daher beurteilen zu können. Auch wurde angeführt, dass die Frauen die Zuschauerränge aufsuchen würden, um die von ihnen am meisten geschätzten Politiker anhimmeln zu können. Damit würden sie die Angeordneten von ihren eigentlichen Aufgaben ablenken.

Beschreibungen eines deutschen Reisenden aus der Zeit lassen eher vermuten, dass Frauen das – freundlich ausgedrückt – legere Benehmen der Abgeordneten im Parlament empfindlich gestört hätten.

Ein weiteres Argument gegen die Anwesenheit der Frauen im hohen Hause war, dass die Frauen, durch ihre lange Abwesenheit von zu Hause, ihre eigentliche

---

[69]  Im Folgenden: Henning Türk: Ich gehe täglich in die Sitzungen und kann die Politik nicht lassen. In: *Geschichte und Gesellschaft,* 43 (2017), Heft 4, S. 497, 525.

vaterländische Aufgabe verweigerten. So würde der Haushalt in Unordnung geraten und die Kindererziehung vernachlässigt werden.

Für viele Gegner waren die Frauen einfach zu zartfühlend, um sich mit der harten Politik auseinanderzusetzen. Das könnten sie nervlich gar nicht aushalten.

Nur langsam setzte sich die Idee durch, die Frauen als Zuhörerinnen an den Parlamentsdebatten teilnehmen zu lassen. Die Teilnahme an Gerichtsverhandlungen war ihnen etwas früher gestattet worden.

Das Argument, das am meisten überzeugte, leitete sich aber nicht von Rechten der Frauen ab, sondern von der Erkenntnis, dass die Frauen als Erzieherinnen ihrer Söhne eine gewisse Ahnung von Politik haben müssten.

Die Frauen wurden in den Parlamenten oft auf einer „Damengalerie" untergebracht, die sie vor den Augen der Männer verbergen sollte und aus der es oft mühsam war, einen Blick auf das Geschehen unter ihnen zu erhaschen.

Doch der Ruf nach dem Wahlrecht für Frauen wurde immer lauter. 1848 erhielten diese Forderungen zum ersten Mal in Amerika eine gewisse Öffentlichkeit. In Seneca Falls, einem Nest in der Nähe von New York, beriefen Frauen eine Tagung zum Thema Frauenwahlrecht ein. Die Teilnehmerinnen an der Veranstaltung fassten den Vorsatz, einen Kongress abzuhalten. Vor allem aber einigten sich die Frauen bei dieser Konferenz darauf, ihren nationalen Verbund ins Internationale auszudehnen. Sie gingen ganz richtig davon aus, dass Frauen in ihrem eigenen sowie im großen gesellschaftlichen Leben an ihrer Situation nur dann etwas Grundlegendes ändern könnten, wenn sie sich zusammenschlossen. Diese Erkenntnis wollten sie weltweit umsetzen.

Der damals geplante internationale Kongress wurde allerdings erst 40 Jahre später nach Washington, D.C. einberufen. Er war die erste Konferenz des Internationalen Rats der Frauen (International Council of Women). 49 Delegatinnen waren aus 11 Ländern angereist.

In der Erinnerung an diesen Kongress wird festgehalten, dass die Teilnehmerinnen alle Krinolinen und Hauben trugen, ein Beweis dafür, dass auch diese Bewegung sowohl in den USA als auch in den anderen Ländern von Damen der Oberschicht geleitet wurde.

Die Tagung fand unter der Schirmherrschaft des Nationalen Verbandes für Frauenwahlrecht (National Women's Suffrage Association) statt. Dieser Verband spielte schon seit längerer Zeit in der amerikanischen Öffentlichkeit eine gewisse Rolle.

Als sich die Bewegung auf England übertrug, traten dort die Frauenrechtlerinnen zum Teil sehr vehement auf. Sie sind noch heute unter dem damals abwertenden Namen „Suffragetten" ein Begriff. Soufrage bedeutet auf Französisch Wahlrecht, auf Englisch suffrage und ist in beiden Fällen vom lateinischen *suffragium*, das Stimmrecht, abgeleitet. Als Gründerin der Suffragetten gilt Emily Pankhurst.[70] Unter Einsatz aller ihnen zur Verfügung stehenden Kräfte setzten sich Frauen aus allen Schichten des Landes für das Recht, wählen zu dürfen, ein. Das bedeutete, dass diese Frauen, die wie Kriminelle seitens der Politik und Gesellschaft behandelt wurden, nicht nur Gesundheit, Arbeitsplatz und Familie aufs Spiel setzten, sondern so zusätzlich der Armut anheim fielen.

In der Präambel der Verfassung, die sich der Council of Women bei der Konferenz von 1888 gab, hieß es:

> „Wir Frauen aus allen Nationen glauben fest daran, dass das Gute der Menschheit voranschreitet bei größerer Einheit des Denkens, Sympathie und des Zwecks und dass eine organisierte Bewegung dazu dient, das höchste Gut der Familie und des Staates zu unterstützen, deshalb schließen wir uns in einer Föderation aus Frauen aller Rassen, Nationen, Religionen und Klassen zusammen, um die Anwendung der Goldenen Regel für die Gesellschaft, Brauch und Gesetz voranzutreiben: ‚Was du nicht willst, das man Dir tu, das füg auch keinem andern zu.'"[71]

Aus dem Council of Women mit seinem Ziel des Wahlrechts für Frauen ging in England letztlich auch der Council of Nurses hervor.

Die Gründerin des International Council of Nurses, Ethel Gordon Bedford Fenwick, übernahm fast wörtlich die Präambel des International Council of Women in die erste Verfassung ihrer internationalen Krankenschwesternvereinigung. Hier bestand also nachweisbar eine enge Verbindung zwischen den beiden Verbänden.

---

[70]  Emmeline Pankhurst, 1858–1928.

[71]  „We women of all nations, sincerly believing that the good of humanity will best be advanced by greater unity of thought, sympathy and purpose and that an organised movement will serve to promote the highest good of the family and of the state, do hereby band ourselves in a federation of women of all races, nations, creeds and classes to further the application of the Golden Rule to society, custom and law: ‚Do unto others as ye would that they should do unto you.'" Übersetzung ins Deutsche durch die Autorin.

Allerdings setzte sich die Gründerin neben dem Wahlrecht für Frauen mindestens ebenso vehement für eine bessere Ausbildung und einen höheren Lohn für examinierte Krankenschwestern ein.

1899 fand der nächste Kongress des inzwischen International Council of Women in London statt. Dem International Council of Nurses (ICN) wurde ein ganzer Tag eingeräumt, seine Arbeit vorzustellen.

Den Londoner Kongress von 1899 wird Daisy Caroline Bridges in ihrer Geschichte des ICN als Geburtsstunde des International Council of Nurses ansetzen, jedoch mit ausdrücklichem Verweis auf die Vorgeschichte, die zur Gründung des Verbands führte.

Ethel Gordon Bedford Fenwick[72] gründete 1889 zunächst den British Council of Women nach amerikanischem Vorbild in England. Aus dieser Gründung entstand unter einem neuen Gesichtspunkt der British Council of Nurses (später Royal British Council of Nurses).

Noch gehörten auch hier die Gründerinnen und Mitglieder der Oberschicht an. Vorstandsmitglieder waren mit den Mächtigen verwandt oder bekannt, heute würde man sagen: Sie gehörten oder hatten Zugang zum Establishment. Das tat der jeweils angestrebten Sache gut.

Wie dieser „Nutzen" – im Gegensatz zu der idealistischen Vorstellung der Präambel der ersten Satzung eines Frauenverbandes – aussah, macht ein Bericht über den Londoner Kongress in einem Artikel der Frauenzeitschrift *Womanhood* über den Kongress von 1899 deutlich. Zunächst betonte der Verfasser oder die Verfasserin, dass die Teilnehmerinnen alle im besten Sinne des Wortes „Damen" gewesen seien, kultiviert, ruhig. Ihre Anliegen hätten sie ohne Umschweife auf den Punkt gebracht. Die meisten von ihnen seien ‚entsprechend und geschmackvoll gekleidet' gewesen.

Der Verfasser war sehr erleichtert zu erleben, dass diese Damen keineswegs der allgemeinen Meinung entsprachen, dass Frauen ihre Weiblichkeit einbüßten, wenn sie sich auf Gebiete begaben, die allein den Männern vorbehalten waren.

Diese Damen „dienten" auf diese Art damals ihrer Sache. Ich habe das alte und inzwischen aus der Mode gekommene Wort „dienen" ganz bewusst gewählt. In diesem Wort verbirgt sich auch immer der Begriff „nützen". Was genau war nun diese „Sache", der man im ICN vorwiegend dienen, beziehungsweise nützen wollte?

---

[72] Ethel Gordon Bedford Fenwick, geb. Manson, 1857–1947.

66

Ethel Gordon Bedford Fenwick verlangte eine bessere Ausbildung für ihre Krankenschwestern, die nach bestandenem Examen staatlicherseits registriert werden und dann im Beruf besser bezahlt werden sollten.

Sie verband ihre Forderungen mit dem Bestreben, zuerst alle Energie darauf zu verwenden, nationale Vereinigungen der Schwesternschaft in allen Ländern aufzubauen. In diesen Vereinigungen sollte jede examinierte Krankenschwester Mitglied sein. Für viele Jahre würde die Ausbildung darin bestehen, diese Examinierten auf die menschlich ungeheuerliche Verantwortung vorzubereiten, die ihre Aufgabe gegenüber den Patienten, ihren Nachbarn und dem Staat war.[73]

Nicht alle Vorstandsmitglieder der eigenen und der anderen nationalen Verbände im ICN teilten die Vorstellungen der Gründerin. Gerade ihren Wunsch nach einer besseren Ausbildung für Krankenschwestern befürworteten sie keineswegs einhellig.

Mrs. Fenwick wies einmal in ihrer deutlichen Ausdrucksweise und abgestimmt auf die Mentalität ihrer Vorstandsmitglieder auf die Notwendigkeit der Ausbildung einer Krankenschwester sehr bildhaft hin. Sie meinte, wenn der eigene Koch ein Essen für wichtige Gäste oder die Modistin einen Hut verdorben hätte, wäre beides letztlich leicht zu verschmerzen. Wenn dagegen eine schlecht ausgebildete Krankenschwester den Tod eines geliebten Menschen verschulde, so sei das eine durch nichts wieder gut zu machende Katastrophe.

Auch die Forderung nach einer Registrierung der examinierten Schwestern fand viel Ablehnung und keineswegs nur Befürworter und Befürworterinnen. Denn den registrierten Krankenschwestern sollte ja eine bessere Bezahlung zustehen. Sofort erhoben sich sowohl ethische als auch finanzielle Bedenken.

Heftige Anfeindungen kamen vor allem aus der Medizin. Viele Ärzte fanden es schon unnütz, den Krankenpflegerinnen besonderes Wissen zu vermitteln. Auch die Krankenhausleitungen stellten sich gegen diese Pläne quer, da sie fürchteten, die Kosten für die Pflege würden rasant steigen.

---

[73]  Daisy Caroline Bridges: A History of the International Council of Nurses. 1899–1964. The first sixty-five years, Philadelphia 1967, S. 18: „The task to which we must first devote all our energies is to build up National Councils of Nurses in every land. Into this councils should be gathered every graduate nurse. The chief work for many years to come will be the education of these graduates in the immensity of human responsibility, which includes their duty towards their patients, their neighbours and the state." Dieses und alle weiteren Zitate übersetzt durch die Autorin.

Vor allem aber setzte sich immer wieder das Bild durch, dass Krankenpflege etwas Karitatives sei und daher eigentlich, ohne Wenn und Aber, also auch ohne großartige Bezahlung, von der Gesellschaft eingefordert werden konnte. Nicht nur staatliche und andere einschlägige Stellen schienen immer noch irgendwo im Kopf die ohne Bedingungen pflegenden Klosterfrauen gespeichert zu haben.

Noch 1914 stellte sich die britische Regierung, vertreten durch das Kriegsministerium, das zu dieser Zeit wohl Winston Churchill führte, gegen die Forderungen der Krankenschwesternvereinigung nach Rechten für die Schwestern in den Lazaretten. Man war der Meinung, dass es sich hier weniger um einen Beruf als um eine Berufung handle. Auch Anna Schwarzenberg war ja noch von dieser Vorstellung keineswegs ganz frei.

Diese und andere Probleme sowie die sich daraus ergebenden Entwicklungen im und um den Verband ICN lassen sich gut an den einzelnen Kongressen ablesen, die nach der Gründung des International Council of Nurses stattfanden.

Solange sie die Geschicke bestimmte, betonte die Gründerin und spätere langjährige Präsidentin des ICN, Mrs. Fenwick, immer wieder den Ursprung ihres Verbandes aus dem Anliegen der Frauen, das Wahlrecht zu erkämpfen. Sie betonte daher seine demokratische Ausrichtung.

Das war wieder eine Einstellung, die beileibe nicht alle Mitglieder teilten.

Für Mrs. Fenwick waren alle Menschen gleich und ihr politischer Instinkt sagte ihr, dass man gemeinsam stärker sei. So galt ihr die nationale Ausrichtung eines nationalen Council of Nurses nicht als das Ende der Fahnenstange.

Sie umriss die Aufgaben der Krankenschwestern im ICN global und daher für alle Mitgliedsstaaten verbindlich, wenn sie meinte:

„Ich erkläre die Zeit dafür gekommen, dass Schwestern ihre Fachschulen, ihre subventionierten Akademien, ihre Lehrstühle für Pflege, ihre Universitätsabschlüsse und staatliche Registrierung brauchen.

Die Gegenwart scheint es psychologisch zu erfordern nicht als Fremde in die Öffentlichkeit zu gehen, sondern als professionelle Arbeiter bekannt und vertraut in der Länge und der Breite des Landes und darauf zu bestehen, dass Schwestern sich verausgaben, eine Fähigkeit und ein Geschenk für das Gold nicht der einzige Ausgleich ist. So sollte die Gesellschaft ihre Anerkennung und ihr Interesse dadurch beweisen, dass sie etwas von ihrem Wohlstand dazu verwendet, die Schwesternausbildung und den Status der examinierten Schwester auf eine solide finanzielle Basis zu stellen.[74]

Mrs. Fenwicks Vorstellungen beruhten auf den Idealen, die 1899 die Countess of Aberdeen bei der Tagung des International Council of Women so formuliert hatte:

> „Man kann sich fragen, wie um alles in der Welt so eine Zusammenballung von Vereinigungen in so vielen Ländern und von so verschiedenen Gegenständen (Zielen) zusammengesetzt Hunderttausende Frauen unterschiedlicher Religion, Rasse und Erziehung für einen verständlichen Zweck haben und zusammen daran arbeiten, ihn zu einem praktischen Ende zu führen. Dennoch erklären wir, dass, trotz der großen Unterschiede in den Meinungen, den Ideen und Methoden in unserer Arbeit, die zwischen uns existieren, dass wir einen Mittelpunkt und Kern unseres Seins haben. Die Einigkeit, die wir uns zum Ziel gesetzt haben, liegt nicht in der Identität der Organisation oder einem Dogma, sondern in der gemeinsamen Weihe an den Dienst an der Menschheit.“[75]

So sehr der Verband sich aus den Erfordernissen der Realität entwickelt hatte, zeigen diese wenigen Zitate viel Idealismus. Diese Gedanken wurden zu Papier gebracht, als durch den sich immer aggressiver entwickelnden Nationalismus die Länder

---

[74] Bridges, S. 20/21: „I claim that the time has come when nurses need their educational schools, their endowed colleges, their chairs of nursing, their university degrees and state registration; and the present seems the psychological moment to go to the public, not as strangers, but as professional workers known and trusted through the length and breadth of the land, and to urge that as nurses pour out, on its behalf, a skill and devotion for which gold is no real recompense, the public shall now prove its apprication and interest by giving something of its wealth to place nursing education and the status of the trained nurse on a strong finacial basis. “

[75] Bridges, S. 3: „It will be asked how in the world can such a conglomeration of associations existing in so many different countries and formed for so many and various objects, comprising hundreds of thousands of women of different religious, different races and upbringing have an intelligible purpose and work together for a practical end? Yet we claim that the very variety of opinions, ideas and methods of work which exist amongst us our raison d'ètre, the centre and kernel of our being. For the unity which it is our aim to seek after, does not lie in identity of organisation or dogma, but in a common consecration to the service of humanity.“

der Erde auseinanderdrifteten und zusätzlich soziale Probleme die Gesellschaften spalteten.

Aber der Idealismus der Gründermütter dieser Verbände hatte auch eine sehr praktische, materielle Seite. Alle Arbeit wurde nicht nur ehrenamtlich geleistet, sondern, da es kein Vereinsvermögen gab, wurden zusätzlich auch alle sonst entstehenden Kosten vom Vorstand privat getragen.

Das war oft eine beachtliche Leistung, hatte aber den Nachteil, dass in den „inner circle" über viele Jahre nur Frauen berufen wurden, die sich das leisten konnten oder deren Männer die Kosten übernahmen.

Der Vorstand des Vereins bestand aus berufenen, ehrenamtlichen Mitgliedern. Ihre Zusammensetzung sollte den internationalen Charakter des Verbandes widerspiegeln. So wurden die nationalen Präsidentinnen der einzelnen Staaten dem Vorstand zugeordnet. Dieses scheinbar klare Konstrukt wurde natürlich demokratischen Vorstellungen nicht gerecht.

Eine Mitgliedschaft konnten nicht nur nationale Verbände erwerben, sondern auch Einzelpersonen.

Da der ICN in vielen Ländern von dort arbeitenden Ausländerinnen, vorwiegend Engländerinnen, gegründet worden war, waren es keineswegs jeweils Vertreterinnen einheimischer Pflegekräfte. Das galt vor allem für die Kolonien, zum Beispiel Indien oder Südafrika.

Die groteskeste Situation ergab sich wohl in China, wo eine schon über Jahrzehnte tätige englische Krankenschwester nicht nur den nationalen ICN leitete, sondern auch sein einziges Mitglied war. Der für die Gesundheit zuständige chinesische Minister unterstützte sie voll und ganz.

Die im Ausland tätigen Schwestern bildeten eine nicht zu unterschätzende Quelle an Informationen für den ICN, sodass sich dieser mit den Zuständen im jeweiligen Land auseinandersetzen konnte. Allerdings, da sie mit den Augen Außenstehender auf die Dinge schauten, waren die Berichte sicher nicht erschöpfend, was die Situation der einheimischen Pflegerinnen betraf.

Um die Jahrhundertwende fanden an unterschiedlichen Orten kleine nationale Kongresse statt, die die einzelnen Verbände unabhängig vom International Council of Women einberiefen. Dann folgte 1904 der erste große unabhängige Kongress des ICN in Berlin.

Es war beschlossen worden, alle fünf Jahre ein solches internationales Treffen einzuberufen. Es folgten Paris, London und Köln. Wieder wurden wichtige Weichen gestellt und aufgrund von Berichten Resolutionen verfasst. Köln stand im Zeichen der Trauer, denn Florence Nightingale war verstorben. Sie hatte sich dem ICN immer sehr verbunden gezeigt und bis zu ihrem Tod begann jeder Kongress mit der Verlesung ihrer Grußbotschaft. Zu ihrem Gedächtnis wurde beschlossen, eine Florence-Nightingale-Stiftung zu gründen, die vor allem Stipendien vergeben sollte.

Der nächste, für 1915 geplante Kongress in San Francisco musste abgeblasen werden: Die Schwestern aus Übersee sahen sich, trotz aller Hoffnungen ihrer amerikanischen Kolleginnen, außerstande, nach Amerika zu reisen. Es fehlten ihnen für die Reise nicht nur die finanziellen Möglichkeiten, sie waren alle auch durch ihre Dienste in den Lazaretten in ihrer jeweiligen Heimat viel zu sehr in Anspruch genommen.

Die amerikanischen Vereinigungen des ICN entschlossen sich, trotzdem den Kongress in San Francisco abzuhalten und gaben die Hoffnung nicht auf, dass „wenigstens eine Schwester aus Übersee anreisen werde." Und tatsächlich machte sich Mrs. Fenwick mit ein oder zwei Getreuen von England aus auf die alles andere als ungefährliche Überfahrt nach den USA. Die Teilnehmerinnen an dem Treffen peilten als nächsten großen Kongress für 1920 Kopenhagen an. Die Turbulenzen politischer und finanzieller Art verhinderten dann im Endeffekt diesen Kongress.

Erst 1922 fand der erste große Kongress seit 1912 in Helsinki statt. Die finnische Vorsitzende, die unverheiratete Schwester Sophie des finnischen Nationalidols Carl Gustav Freiherr von Mannerheim,[76] hatte Wunder der Organisation vollbracht. Ein glänzender gesellschaftlicher Verlauf übertrumpfte alle bisherigen und alle zukünftigen Kongresse.

Aber es wurde auch gearbeitet. Neben vielen Entscheidungen kam es zu einer Einigung mit dem Internationalen Roten Kreuz, das um eine Aufnahme in den ICN nachgefragt hatte. Hier hatte sich die Schwierigkeit erhoben, dass die Satzung des ICN nur Mitglieder zuließ, die eine dreijährige Ausbildung absolviert hatten, während das Internationale Rote Kreuz sich mit einer zweijährigen Schwesternausbildung zufriedengab.

Man einigte sich dahingehend, dass das Rote Kreuz nicht als Vollmitglied aufgenommen, aber dem ICN zugeordnet wurde. Daraus entstand ein herzliches Verhältnis, das auch noch zu Anna Schwarzenbergs Zeiten Bestand hatte.

---

[76] Carl Gustav Freiherr von Mannerheim, 1867–1951.

Der Kongress beschloss auch, nicht wie bisher, die Mitglieder des Vorstands und seiner Gremien aus den Präsidentinnen der Mitgliedsländer zu berufen, sondern sie wählen zu lassen. Ob dieser Versuch, demokratischer zu werden, auch für die Vorstände in den einzelnen Ländern galt, darf bezweifelt werden.

Die Kongresse in den 20er-Jahren des vorigen Jahrhunderts wurden zunehmend geprägt von Hinweisen auf die Belange der Krankenschwestern. Ihre Überarbeitung und ihr Gesundheitszustand wurden immer heftiger von den Teilnehmern diskutiert. Die Forderungen, grundsätzlich das Wohl der Schwestern über das der Kranken zu stellen, entsprach allerdings weder den Vorstellungen des Vorstands des ICN noch denen seiner Generalsekretärin.

Der Blickwinkel ausschließlich auf das Wohl der Patienten und weniger das der Schwestern bot den neu entstehenden Berufsverbänden, vor allem den Gewerkschaften, neue Möglichkeiten.

Im Jahre 1929 fand in Montreal in Kanada ein weiterer Kongress statt. 6213 registrierte Krankenschwestern aus 38 Ländern nahmen teil, davon kamen 3034 aus Amerika und 2822 aus Kanada.

Auf diesem Kongress wurde deutlich, dass der Verband durch seine Mitgliedsländer auch in politische Auseinandersetzungen geriet. So verhinderte Japan erfolgreich, dass dem Ansuchen Koreas auf eine Mitgliedschaft stattgegeben wurde. Japan sah in Korea einen Teil seines Landes und Mitglied des ICN konnte immer nur ein Land werden.

Schon unter Anna Schwarzenbergs Vorgängerin im Amt, Christiane Reimann, hatte sich der ICN geändert. 1931 konnte die damalige Executive Secretary dem Vorstand mitteilen, dass sich die Mitgliederzahl unter den Schwestern auf 160 000 erhöht hatte, 1933 waren es dann 181 000 Mitglieder. Diese Mitglieder waren immer noch geschlossene Landesverbände, aber auch Einzelpersonen.

Zusätzlich wurde berichtet, dass ein enger schriftlicher Kontakt zu 23 nationalen Verbänden bestand, die sich dem ICN angeschlossen hatten. Ebenfalls international im Austausch befand man sich mit neun anderen Interessensverbänden von Krankenschwestern sowie mit einzelnen Schwestern in allen fünf Erdteilen.

Selbstverständlich bestanden Kontakte zum Internationalen Roten Kreuz, zum Völkerbund und vielen anderen, auch politisch orientierten Verbänden. Der Sitz des ICN war inzwischen nach Genf verlegt worden, da man sich dort im Kontakt mit allen einschlägigen Institutionen, nicht nur dem Völkerbund, befand.

Gerade das fand übrigens im Einzelnen nicht immer die Billigung des noch immer von den Gründungsmitgliedern dominierten Vorstands. So lehnte Mrs. Fenwick eine Zusammenarbeit mit dem ILO[77] vehement und entschieden ab. Ihren Protest begründete sie damit, dass eine „seriöse und intellektuelle Berufsgruppe"[78] keinerlei Kontakt mit einem Verband pflegen dürfe, der hauptsächlich zum Klassenkampf anstifte.[79]

Mrs. Fenwick forderte, dass der ICN nicht nur in seinen Kontakten überparteilich und unpolitisch bleiben müsse. Die damalige Generalsekretärin Christiane Reimannn allerdings verwies darauf, dass der ILO eine Unterabteilung des Völkerbunds sei und sich überparteilich um die Situation der Arbeiter und damit auch um die Belange der angestellten Krankenschwestern kümmern würde. Es handle sich hier um soziale Gerechtigkeit. Auch sei der Vorwurf des Klassenkampfes nicht aufrechtzuerhalten, da es sich bei den Mitgliedern nicht nur um Industriearbeiter, sondern auch um Angestellte, nicht zuletzt der Regierungen, handle. Es seien also Arbeiter, aber auch Angestellte und Beamte Mitglieder dieses Verbandes.

Es war ein jüngeres Mitglied des Vorstands, das das Plenum von der Notwenigkeit, sich mit allen einschlägigen Institutionen zu verbinden, überzeugen konnte. Solche Auseinandersetzungen zwischen den Generationen blieben Christiane Reimanns Nachfolgerin nicht erspart.

1929 setzte das Präsidium des ICN den Beitrag pro Kopf seiner Mitglieder von 5 Cent amerikanischer Währung auf 8 Cent fest, ein Betrag, der bis 1948 unverändert eingefordert wurde.

Das verbindliche Recht auf Mitgliedschaft einer Krankenschwester im ICN wurde immer wieder neu überprüft, so, als Holland zwei Arten geprüfter Krankenschwestern zur Registrierung zuließ. Die einen hatten eine Ausbildung als generelle Krankenschwestern, die anderen waren auf psychische Krankheiten vorbereitet worden. Daher stellte sich die Frage, ob Krankenschwestern, die nur in einem speziellen Fach ausgebildet waren, zur Mitgliedschaft in den ICN zugelassen werden konnten.

Man fand folgende Lösung:

„Die Bezeichnung ausgebildete Krankenschwester, wie sie in der Verfassung des ICN gebraucht wird, meint die Krankenschwester, die während ihrer

---

[77]  International Labour Organisation.

[78]  Bridges, S. 87: „... reputable and intellectual profession".

[79]  Bridges, S. 87: „which existed merely to ferment class warfare."

Ausbildung Unterweisungen und Praxis in zuletzt vier Hauptbereichen der Pflege erhielt, unter anderem chirurgische Medizin und Kinderpflege, und die durch ein Examen vorbereitet ist, in die praktische Pflege einzusteigen und den fundamentalen Pflichten und Verantwortungen nachzukommen, die auf allen Gebieten üblich sind, eingeschlossen Privatpflege, Pflege im Krankenhaus und ambulante Pflege."[80]

Gerade diese Festschreibung musste im Laufe der Zeit immer wieder neu formuliert und den Zeitverhältnissen angepasst werden.

Anna Schwarzenbergs Vorgängerin hatte auch auf einem anderen Gebiet für einen Wechsel im bisherigen Arbeitsablauf gesorgt. Auf dem Kongress in Paris 1933 verwies sie humorvoll darauf, dass sie bei seiner Vorbereitung mit fünfundfünfzig Kongressunterlagen und dreiundachtzig Berichten konfrontiert wurde, was im Ganzen 500 000 Wörter in drei Sprachen bedeutete. Wenn der Vorstand eine effektive Arbeit erwarte, dann müsse er ernsthaft daran denken, die Zahl der Bürokräfte zu erhöhen. Denn neben den Vorbereitungen für den großen internationalen Kongress wären ja alle anderen Aufgaben weitergelaufen: Kurzbesuche bei den einzelnen nationalen Verbänden sowie die erforderlichen alltäglichen Korrespondenzen mit befreundeten oder angegliederten Verbänden.

Bei der folgenden Aussprache kam heraus, dass Miss Reimann alle Reisen und das ganze anfallende Porto aus der eigenen Tasche bezahlt hatte. Wie es um ihre eigene Bezahlung stand und ob überhaupt eine erfolgte, lässt sich aus dieser Geschichte des ICN zunächst nicht ableiten, denn Entlohnungen werden nicht erwähnt. Es heißt nur immer, dass Mitarbeiter angestellt oder „berufen" wurden.

Soweit es sich um Spenden handelte, wurden die Summen minutiös aufgeführt. So ermöglichte eine Spende von 100 Dollar den Aufbau einer Fachbibliothek im Hauptbüro in Genf.

---

[80] Bridges, S. 75: „By the term trained Nurse used in the constitution of the ICN, is meant a nurse who during her period of training has received instruction and experiance in at last four of the main branches of nursing, including medical surgical and children's nursing, and who is prepared on graduation to enter the general practice of nursing and to undertake the fundamental duties and responsibilities which are common to nurses in all the main fields of nursing, including private nursing, hospital nursing, and visiting nursing."

Miss Reimann hatte schon damit begonnen, die Bibliothek einzurichten. 160 Fachzeitschriften und 800 Bücher lagen vor, gemeinsam mit, wie es Miss Reimann nannte, „several thousands of pamphlets".[81] Ihre Nachfolgerin, Miss Schwarzenberg, erbte die Aufgabe, die Bücher, Zeitschriften und sonstigen Papiere zu katalogisieren und einzuordnen.

Zu Zeiten von Miss Reimann hatte der Vorstand beschlossen, eine Zeitschrift für die Mitglieder herauszugeben. Die Redaktion lag bei der Generalsekretärin, die mit ihren beiden Hilfen Autorin, Redakteurin und Herausgeberin in einem war.

Miss Reimann erreichte noch, dass dieser Aufgabenbereich entzerrt wurde, sodass Anna Schwarzenberg wohl die Oberaufsicht hatte, aber für die jeweiligen Ausgaben der Zeitschrift ihr eine eigene Kraft zur Verfügung stand.

---

[81]    Bridges, S. 82.

# Executive Secretary of the
# International Council of Nurses
# in Genf und London

Die Suche nach einer Nachfolgerin für Miss Reimann hatte sich als eher problematisch erwiesen. Zu unterschiedlich und zu vielfältig waren die Ansprüche an die Neue. Miss Reimann favorisierte Anna Schwarzenberg von Anfang an. In ihren Augen hatte ihre Nachfolgerin die erforderliche Ausbildung und Berufserfahrung,

Nicht zuletzt ihre großen Sprachkenntnisse – die Geschichte des ICN berichtet von sieben Sprachen, die Anna Schwarzenberg beherrschte – waren ein Punkt, der für sie sprach. Anna Schwarzenberg besaß außerdem, wie alle Mitglieder ihrer Familie, seit Generationen die Schweizer Staatsangehörigkeit.

Rückblickend wird in der zweiten Jubiläumsschrift des ICN von 1999 ihre Qualifikation für die Stellung der Executive Scretary folgendermaßen zusammengefasst: „Schwarzenberg besaß große Erfahrung sowohl von Europa als auch von Amerika ... und sie zögerte nie, ihren Blickwinkel zu vertreten."[82] Zu Letzterem sollte sie vor allem gerade durch die politischen Entwicklungen ihrer Zeit noch viel Gelegenheit haben.

So scheinen auch andere Vorstandsmitglieder versucht zu haben, Anna Schwarzenberg dazu zu überreden, den Posten der Generalsekretärin anzunehmen. Miss Reimann schrieb im Februar 1934 an ihre Wunschkandidatin:

> „Wir haben die Nachricht in allen nationalen Berufszeitschriften eingesandt
> und ich werde so lange hier bleiben, bis eine Geschäftsführerin gefunden
> ist. Ich wäre so froh, wenn ich an Weihnachten fertig wäre, aber meine erste

---

[82]  Bridges, S. 92: „Schwarzenberg had wide experience of both Europe and America and ...
never feared to make her views known."

Pflicht ist es, hier zu bleiben, bis jemand anderer die Arbeit fortführt. Wir suchen mit dem Vergrößerungsglas nach jemand geeignetem."[83]

Am 23. April 1934 schrieb Miss Reimann dann endlich:

„Es macht mir die größte Freude, die Erlaubnis dafür erhalten zu haben, Ihnen mitzuteilen, dass ich beauftragt bin, Sie als Executive Secretary des ICN anzufordern und Sie zu bitten, so schnell wie möglich zu beginnen. Ich hoffe und bin mir sicher, dass Sie hier eine Sphäre der Aktivität finden werden, der Sie sich mit Herz und Seele hingeben können und die Sie zufriedenstellend erfüllen wird."[84]

Der Beginn ihrer Tätigkeit im Hauptquartier des ICN in Genf verzögerte sich für Schwester Johanna immer wieder, weil Miss Reimann den Absprung nicht fand. Sie begründete das jedes Mal neu damit, dass sie noch die eine oder andere Aufgabe abschließen müsse. Doch wurde Miss Schwarzenberg schon zu verschiedenen Veranstaltungen des ICN zitiert. So fuhr sie im Juli 1934 nach London, um an den Feierlichkeiten zur endlich geglückten Gründung der Florence-Nightingale-Foundation teilzunehmen. Als Anna Schwarzenberg ihren Dienst antrat, war Miss Effie Taylor kurz vorher zur Präsidentin des ICN gewählt worden. Sie hatte 1907 mit ihrer Ausbildung in Baltimore begonnen, anschließend studierte sie an der Columbia University und in Yale. In der National League of Nursing Education war Miss Taylor von 1923 und 1937 zuerst als Executive Secretary und dann als Präsidentin tätig. Von 1934 an hatte sie eine Professur für Pflege in der Psychiatrie an der Universität Yale übernommen. Von 1934 bis 1944 bekleidete sie sogar den Posten des Dekans der Fakultät.

Effie Taylor war eine der wenigen Präsidentinnen des ICN, die während ihrer Präsidentschaft noch berufstätig war. Mit ihrem großen Erfahrungsschatz erwies

---

[83] Bridges, S. 92: „We are advertising the post in all national professional journals and I am still here until a secretary has been found. I should been so glad to finish at Christmas, but my bounden duty is to stay until someone else can continue the work. We are searching everywhere with magnifying glass to find a suitable personally."

[84] Bridges, S. 92: „It gives me the greatest pleasure to be allowed to inform you that I am charged with requesting you to become Executive Secretary of the ICN and to begin as soon as possible, I hope and trust you will find a new sphere of activity here to which you can devote yourself heart and soul and which will completely satisfy you."

sie sich während ihrer Eingewöhnungszeit als große Hilfe für die Anfängerin Schwarzenberg.

Schwarzenberg begann ihren Dienst zu einer Zeit, in der sich im ICN große Entwicklungen vollzogen. Die Zahl der Länder, die sich dem Verband anschlossen, hatte sich verdreifacht. Da immer nur eine Schwesternvereinigung aus dem einzelnen Land zur Mitgliedschaft zugelassen wurde, ergab sich übrigens für die Schwesternschaft des Rudolfinerhauses erst 1934 die Gelegenheit, als Verband dem ICN beizutreten. Allerdings bestand ja die Möglichkeit einer Einzelmitgliedschaft. Die neue Generalsekretärin Anna Schwarzenberg war noch als Schwester Johanna, wie auch andere Rudolfinerinnen, als Einzelmitglied dem ICN beigetreten.

Die neue Executive Secretary erwartete, neben den schon erwähnten Aufgaben, eine Fülle an zusätzlicher Arbeit. So wurde ein neues Buchungssystem eingeführt und eine neue Buchhalterin angestellt. Zur gleichen Zeit musste Anna Schwarzenberg die Beschlüsse des Kongresses von 1933 bearbeiten und weitergeben.

Christiane Reimann hatte durch das Büro bitten lassen, Beiträge für die Zeitschrift an ihre Adresse nach Syrakus auf Sizilien zu schicken. Zwei Monate später gab sie die Redaktion des Blattes aus gesundheitlichen Gründen auf. Zu der ohnehin anfallenden und mitunter ausufernden normalen Büroarbeit kam nun auch noch die Herausgabe der Verbandszeitung *International Nursing Review* hinzu, deren Artikel in Englisch, Französisch und Deutsch abgefasst wurden. Diesen Aufgabenbereich beschrieb eine der Sekretärinnen: „Wir tippten alles für die Review selber, ebenso wie die ganze Korrespondenz und lasen Korrektur."[85] Dies setzte neben einer intensiven Korrespondenz entsprechende Reisen voraus. Zusätzliches Chaos entstand, weil das Büro renoviert wurde und man unablässig über Anstreicher oder Tapezierer stolperte.

Anna Schwarzenberg hatte in ihrem Sekretariat drei Damen zur Unterstützung. Sie alle scheinen die neue Generalsekretärin gern gehabt zu haben. Sie teilten und akzeptierten den enormen Arbeitseifer Anna Schwarzenbergs.

Gleich zu Beginn ihrer Tätigkeit galt es für die Neue, ein Treffen des Vorstands zu organisieren, auf dem die Mitglieder den Ablauf und Inhalt des nächsten Kongresses besprachen. Nach ihren Vorgaben hatte dann die Generalsekretärin

---

[85] Bridges, S. 98: „We did all our own typing for the *Review* as well as for all correspondence and our own proof correcting."

diesen Kongress auszurichten. Zusätzlich legte die neue Generalsekretärin großen Wert auf den Kontakt mit den Verbänden in den einzelnen Mitgliedstaaten.

Den ICN beschäftigte ein weiteres Problem. Nicht nur finanzielle Gründe zwangen den Vorstand zu Überlegungen, das Hauptquartier zu verlegen. Genf wurde immer teurer und die Mieten für das Büro stiegen entsprechend.

Der Vorteil der Nähe zum Internationalen Roten Kreuz und dem Völkerbund mit seinen Unterabteilungen verlor im Laufe der politischen Entwicklungen in Europa immer mehr an Bedeutung. Auch geriet der ICN in Genf verbandsintern immer mehr in die Isolation. Schwestern aus Übersee oder aus Asien besuchten bei einer Europareise jede andere Stadt leichter und lieber als ausgerechnet Genf.

Die internationalen Ausbildungsstätten für Krankenschwestern lagen, wenn nicht in den USA, vorwiegend in England. Schwarzenberg favorisierte aus diesen Gründen London vor den auch in Betracht gezogenen Städten Brüssel und Paris.

1936 verlegte der ICN seinen Hauptsitz nach London.

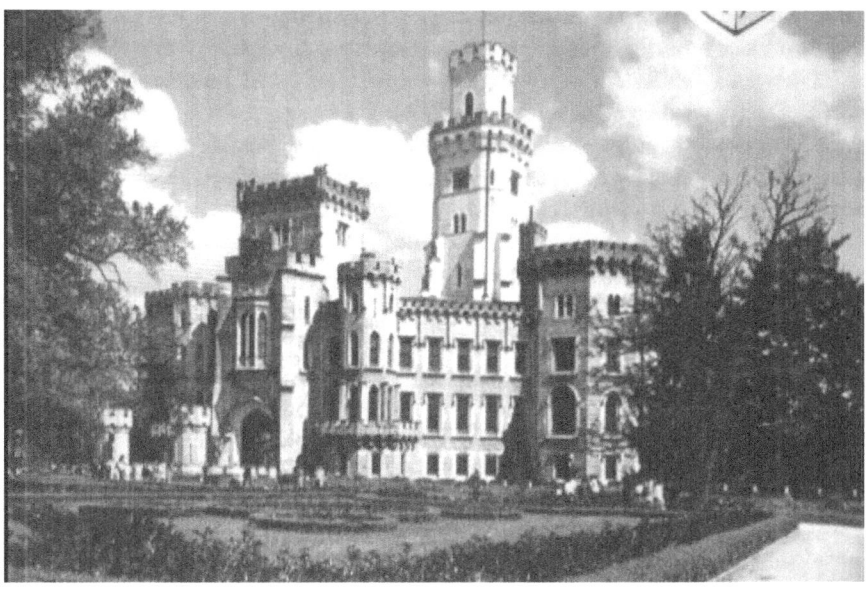

*Abb. 1: Hluboka nad Vitavou (Schloss Frauenberg in Südböhmen), Geburtsort von Prinzessin Anna Schwarzenberg*

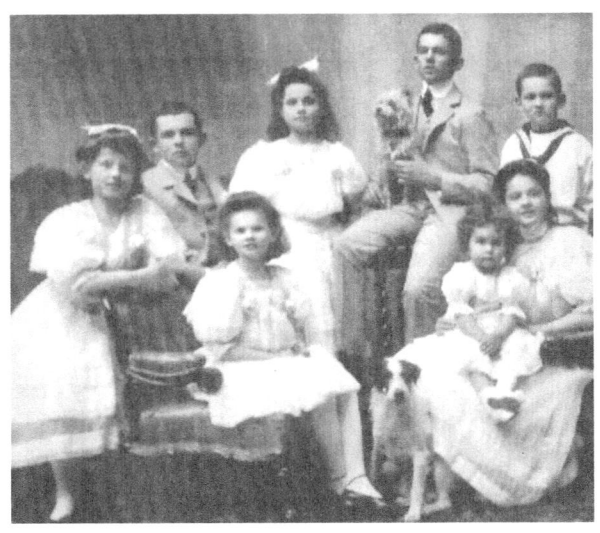

*Abb. 2: Prinzessin Anna Schwarzenberg (Mitte 2.Reihe) im Kreise ihrer Geschwister*

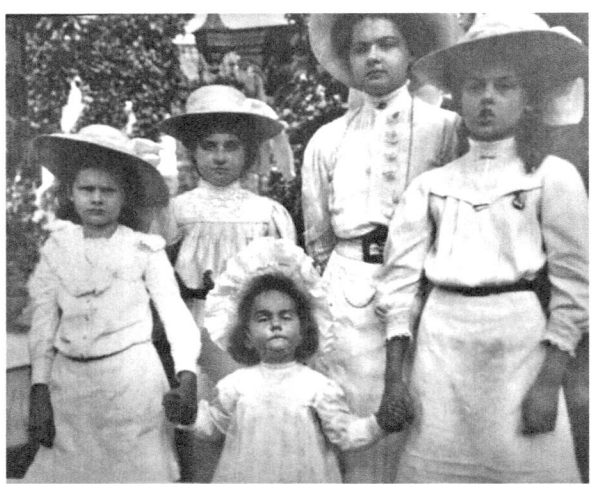

*Abb. 3: Die 5 Prinzessinnen Schwarzenberg: von links Marie, (spätere Prinzessin Croy), Anna, Therese , (spätere Freifrau zu Guttenberg), Ida, (spätere Gräfin Revertera-Salandra), Josephine, (spätere Gräfin Czernin-Chudenitz)*

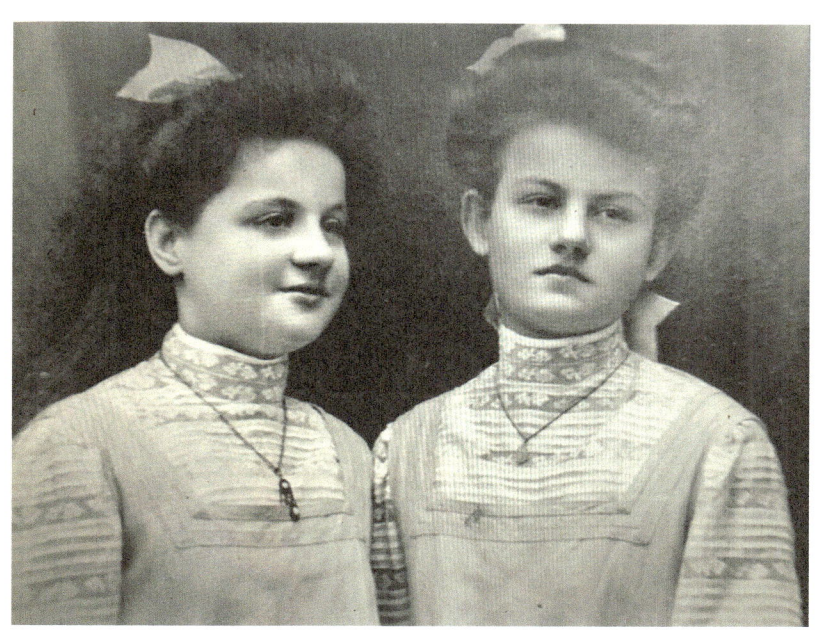

*Abb. 4: Anna (links) mit ihrer Schwester Josephine*
*(später verheiratete Czernin-Chudenitz)*

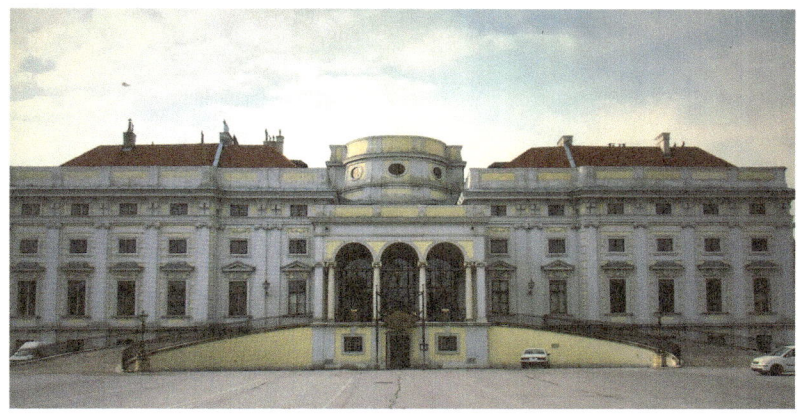

*Abb. 5: Palais Schwarzenberg in Wien*

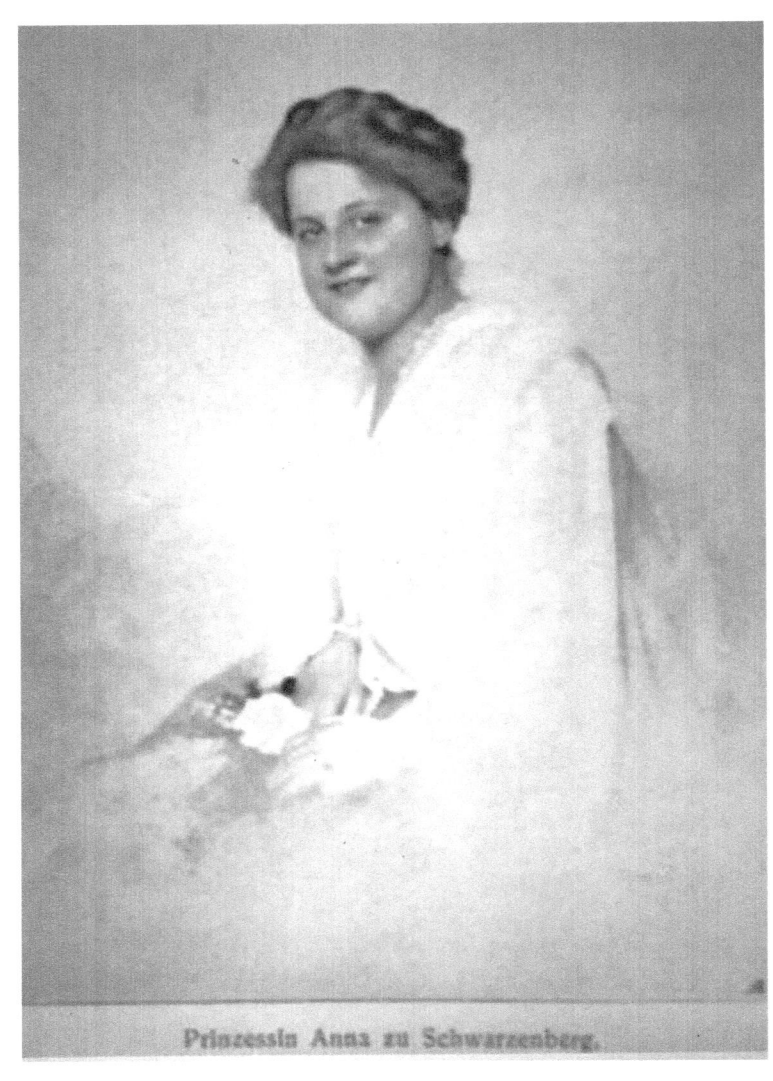

Prinzessin Anna zu Schwarzenberg.

*Abb. 6: Anna wird in die Gesellschaft eingeführt*

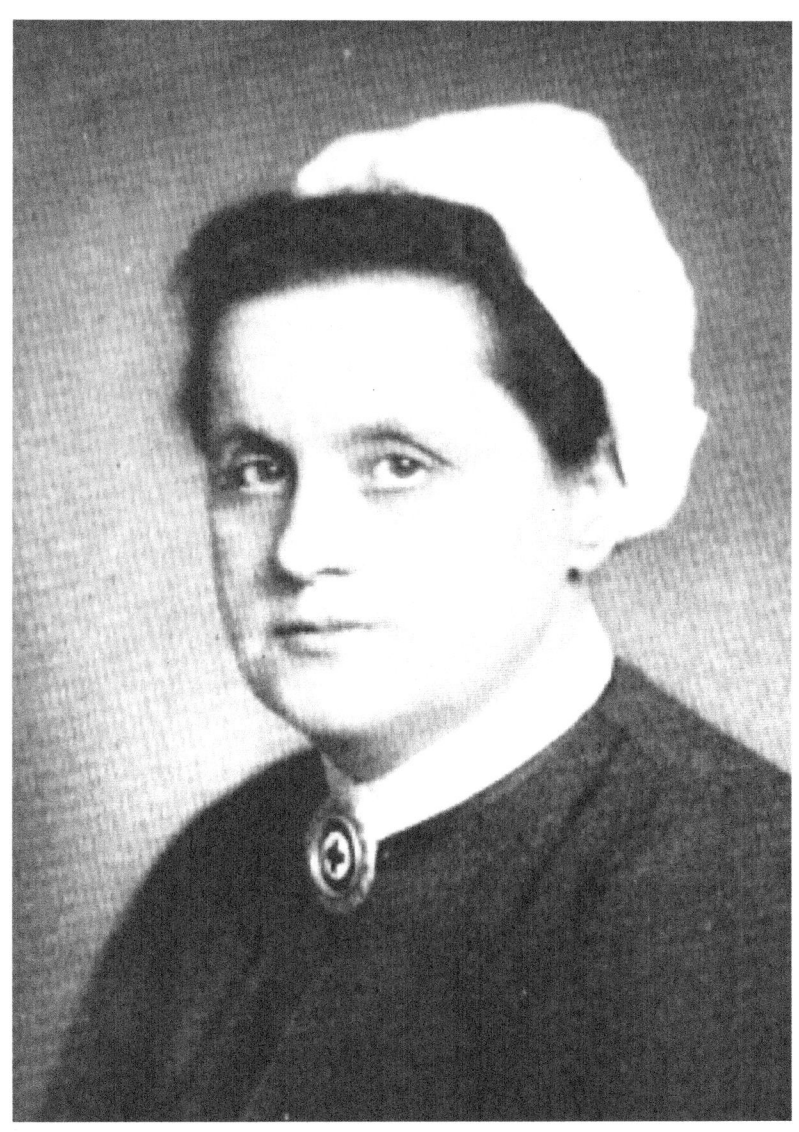

*Abb. 7: Anna als Oberin Johanna am Annaspital in Graz (1929–1934)*

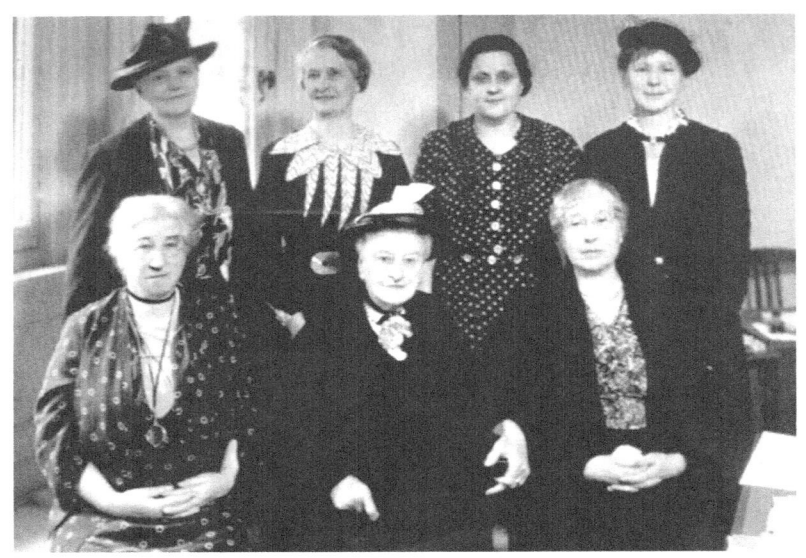

*Abb. 8: Anna (2. von rechts in der hinteren Reihe) als Generalsekretärin des International Council of Nurses (ICN) im Kreise des Vorstands der Florence Nightingale Foundation, Ethel Bedford Fenwick, Gründerin des ICN in der Mitte der vorderen Reihe, London 1934*

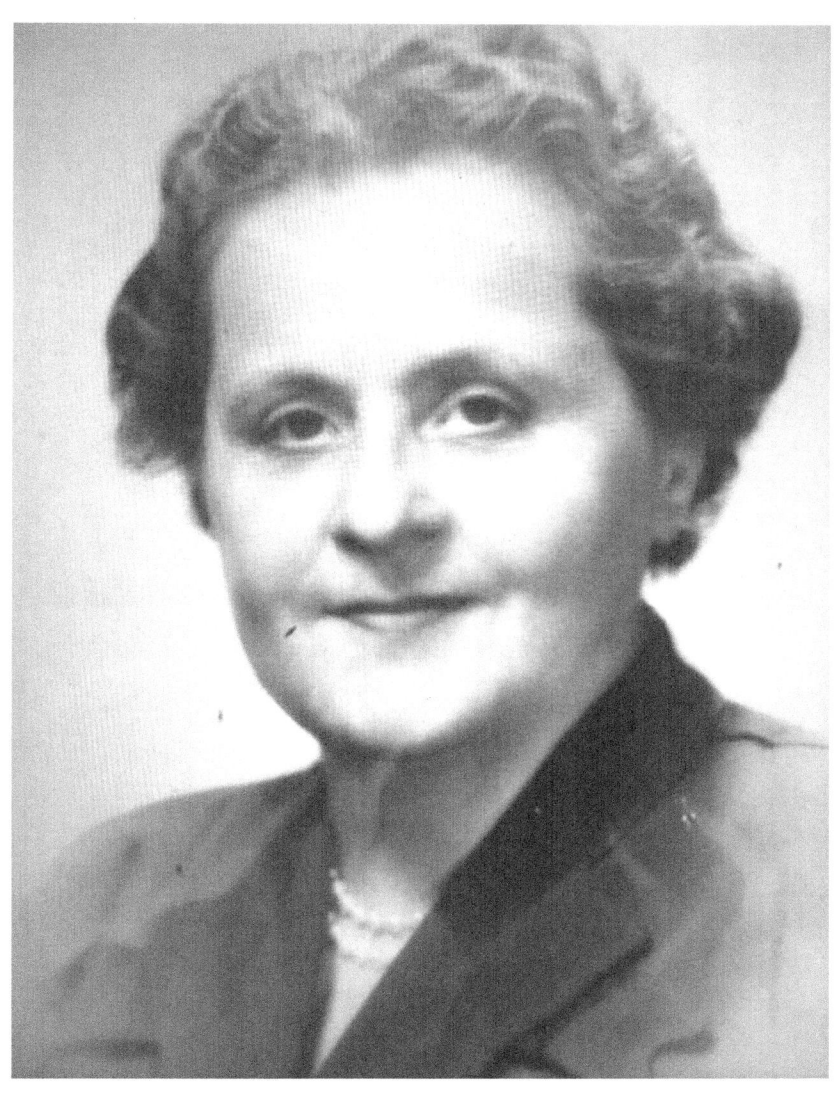

*Abb. 9: Anna in Vermont/USA ab 1948*

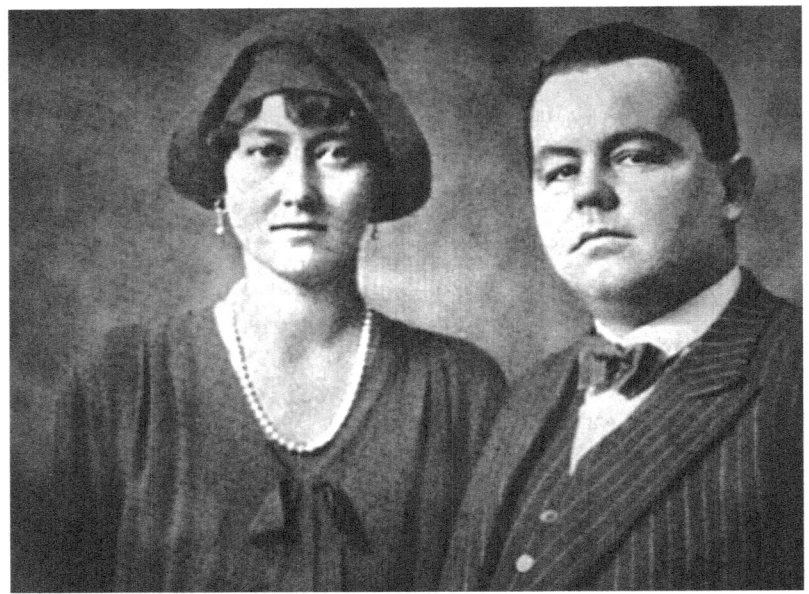

*Abb. 10: Annas Bruder Adolf Fürst Schwarzenberg mit seiner*
*Frau Hilda Prinzessin Luxemburg*

# VIENNESE POT ROAST

by Clementine Paddleferd

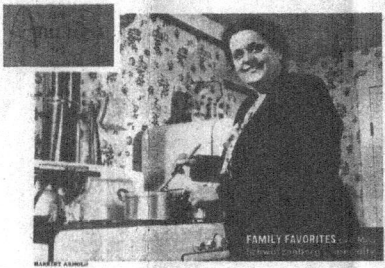

FAMILY FAVORITES ...

MARGRET ASHOLT

Our food editor goes up to Vermont to get the recipes of a former Austrian princess

BETHEL, VT.

I SAID it was a crazy idea to travel nearly 300 miles into New England to eat a Viennese pot roast. What was good enough for Grandma was good enough for me. And my New England grandma and her league certainly could go to bat any day with one of those fellows in a tall white hat, French, Viennese or whatever his kind. Or a princess, for that matter. I found out differently.

This particular pot roast, I should explain, is one made by a princess, her name Anna Maria Schwarzenberg. Her recipe is a chef's creation taken from a family cookbook, written in 1824 by F. G. Zenker, first chef of His Highness Prince Joseph Schwarzenberg, great-grandfather of the princess. I mean Miss Schwarzenberg — she dropped her title and

completely, at the end of World War I when she took up a nursing career. But she doesn't mind if the pot roast is called king of its kind.

Grandma, I discovered, had a thing or two to learn — that royal roast has the Yankee variety beaten, if not by a mile, by an herb or two or that heady baptism of wine.

Our hostess, a dark woman with warm heavy hair, with deep-set blue eyes and sensitive hands, seemed to belong as much to this Vermont countryside as the natives thereabouts. She has their same direct way. She said, "Sit down. Let's get on with the recipe."

### "Let's Eat First"

WITH feathered fingertips she opened her treasured cookbook. Its frontispiece is a reproduction of a painting of the kitchen in her great-grandfather's home, Frauenberg Castle in Bohemia, now a museum.

Ummm — something good cooking. The smell of it came creeping in from the kitchen reaching into every cranny and corner. "It's the pot roast," Miss Schwarzenberg said. "Shall we eat first and do the recipes later?"

Dinner began with a clear chicken-stock soup, floating small farina dumplings. The pot roast came cooked with cabbage, passed with fried potatoes, with green beans slightly minted, a tossed green salad. Star guest, the famous Sacher torte of Vienna, served with whipped cream.

### House of Schwarzenberg Pot Roast

4 pounds top round beef, rolled
2 teaspoons salt
½ teaspoon pepper

4 strips of bacon (if the meat is very lean)
1 whole carrot
1 stalk celery
8 small sprigs parsley
Pinch of marjoram
Pinch of sage
1 bay leaf
2 tablespoons butter or margarine
1 medium onion, sliced
3 shallots
2 tomatoes, peeled and quartered
1 cup bouillon
1 cup white or red wine
¼ cup Cognac or whisky
2 tablespoons sherry
1 large head cabbage, quartered
3 tablespoons flour
3 tablespoons water
1 tablespoon heavy cream

Wipe meat with clean cloth, sprinkle with salt and pepper. If very lean, cover with bacon strips. Place in Dutch oven with carrot, celery, parsley and herbs. In a separate pan melt butter or margarine. Add onion and shallots and sauté until golden. Add to meat with tomatoes, bouillon, wine, Cognac and sherry. Place on tight-fitting lid and bring to slow simmer; cook three hours. About 20 minutes before finished, remove cover, add quarters of cabbage and replace the cover. When done remove meat to warm platter, arrange cabbage around meat. Strain liquid left in pan and boil down to 2½ cups. Thicken slightly with flour made to a smooth paste with water. Add cream and stir well. Yield: 8 portions.

*    *    *    *

DINNER CONTINUED — *next week the famous Sacher Torte recipe as it was made in the House of Schwarzenberg, and little dumplings for the soup.*

*Abb. 11: Zeitungsartikel erschienen in der Herald Tribune (1951)*

# Reise in den Nahen Orient

Bevor die Übersiedlung nach England stattfand, reiste Anna Schwarzenberg in den Nahen Osten. Die Chronik des ICN berichtet über diese Reise, dass sie 1936 ungefähr drei Monate vom Hauptsitz entfernt, die Türkei, Syrien, Palästina, den Irak und Griechenland, in dieser Reihenfolge, besuchte.

> „Trotz ihres umfangreichen Programms in jedem dieser Länder, fand sie
> Zeit, ausführliche Berichte und lange Briefe, die oft spät in der Nacht verfasst
> wurden, an ihre Mitarbeiterinnen in Genf zu senden. Ihre Briefe waren voll
> Zuneigung und Humor und angefüllt mit persönlichen Details ihrer Reise,
> die nichts in den offiziellen Berichten verloren hatten. Jeder Brief begann mit
> ‚Liebe Mädels‘." [86]

Während diese privaten Briefe anscheinend verloren gingen, besitzt das Murauer Familienarchiv eine Kopie des offiziellen Berichts über Anna Schwarzenbergs dienstliche Orientreise von Februar bis April 1936.

Alle diese Berichte verdienten es, als Ganzes übersetzt und veröffentlicht zu werden, so informativ erscheinen sie auch heute noch. Aber für unser Thema sind sie auch aus einem anderen Grund sehr wichtig, da sie, unter dem Blickwinkel der Persönlichkeit ihrer Verfasserin, eine Menge über das Wesen und die Arbeitsweise der Generalsekretärin aussagen.

Jeder einzelne Bericht fängt zunächst mit einer kenntnisreichen, kurz gefassten Beschreibung des Landes und der Geschichte seiner Bewohner an.

Vor diesem Hintergrund und immer wieder auf ihn zurückgreifend, führt die Verfasserin den Leser zunächst in den Ist-Stand der medizinischen Versorgung

---

[86] Bridges, S. 100: „In 1936 Miss Schwarzenberg was away from the Headquarter for approximately three months, visiting Turkey, Syria, Palestine, Iraq and Greece, in that order. Despite a heavy programme in all this countrys visited, she found time to write extensive reports, as well as long letters to her staff in Geneva – letters sometimes scribbed late at night, full of affection and humour and more intimate details of her travel then could be included in her official reports and always beginning: ‚My dear girls.‘"

im Land ein. Dabei lässt sie aber nie ihre eigentliche Aufgabe aus den Augen: Die Executive Secretary des International Council of Nurses verliert nie den Blick auf ihre Krankenschwestern. Sie erklärt aus den vor Ort gewonnenen Erkenntnissen sehr eindrücklich und sachkundig die Probleme der jeweiligen Krankenschwestern, die, die sie haben, aber auch die, die sie verursachen. Das führt dazu, dass ihre Lösungsvorschläge in jedem der aufgesuchten Länder anders ausfallen. Ihre Anregungen leuchten ein und scheinen praktikabel zu sein.

Die Behandlung der anliegenden Themen beeindrucken durch eine bemerkenswert einfühlsame Einstellung gegenüber den Empfindlichkeiten der einstmals französischen und englischen Kolonien, die nun nach dem Ende des Ersten Weltkrieges in Mandatsgebiete unter der Vormundschaft ihrer einstigen Herren verwandelt worden waren. Dabei war ihnen im Laufe des Ersten Weltkrieges für den Fall, dass sie aufseiten der Alliierten mitkämpften, die Freiheit versprochen worden.

Sowohl ihre Urteile wie auch ihre Lösungsvorschläge zeigen, wie informiert die Generalsekretärin in diesen Punkten war. So vermeidet sie in diesen Ländern jede Art von Herablassung und daher Diskriminierung gegenüber ihren Gastgebern. Sie schreibt in ihrem Schlussbericht über den Irak:

> „Ich würde des Weiteren anregen, dass die Kandidaten für alle solche Stellen im Irak aus Ländern kommen sollten, die keine Kolonien besitzen, sie sollten Personen von höchster Moral sein, sozial und professionell ausgebildet, auch sollten sie schon ihre Eignung für diese Aufgabe unter Beweis gestellt haben. Sie sollten darauf vorbereitet sein, eine schwierige Aufgabe für eine begrenzte Zeit zu übernehmen und ohne übermäßige finanzielle Erwartungen."[87]

Die hohen Ansprüche an die zu entsendenden Krankenschwestern enthalten einen sehr fürsorglichen Gedanken: Immer wieder verweist die Generalsekretärin in ihren Berichten darauf, dass es den europäischen Krankenschwestern in den drei besuchten Staaten nicht guttue, jahrelang außerhalb ihrer Heimatländer eingesetzt

---

[87] Alle Zitate, wenn nicht anders angegeben, aus dem Bericht selbst, Archiv Murau. „I would suggest further, that the candidates chosen for all such posts in Iraq should come from countries which do not possess colonies, should be people of best moral, social and professional education and should have already shown their ability for such work. They should be prepared to undertake a difficult task for a limited time, and without any considerable financial advantages."

zu werden, selbst wenn ihre Stellen noch so bedeutend erschienen und sie selber scheinbar noch so sehr in die dortigen Kreise eingebunden waren.

Anna Schwarzenberg befürchtete, sicher nicht zu Unrecht, dass die Schwestern in einer Isolation lebten, die auf die Dauer schädlich für sie war. Auch sei zu erwarten, dass sich die Schwestern, wenn sie jahrelang außerhalb ihrer Heimat gelebt hätten, bei der Heimkehr nur sehr schwer dort wieder einlebten.

# Türkei

Ihre Orientreise führte Anna Schwarzenberg im Februar 1936 als Erstes in die Türkei, ein Land, von dem sie in der Familie sicher schon einiges gehört hatte. Denn im Jahre 1916 hatte ihre Mutter das junge österreichische Kaiserpaar Karl und Zita auf ihrem Antrittsbesuch in die Türkei begleitet.

Außerdem waren ihre Brüder Adolph und Karl als Soldaten im Ersten Weltkrieg in der Türkei gewesen. Allerdings war das eine Türkei, die sich wesentlich von der des Jahres 1936 unterschied.

Anna Schwarzenberg kam in ein Land, das durch Jahrhunderte Europas Erzfeind Nummer eins war. In der Neuzeit, im verlorenen Ersten Weltkrieg, hatte die Türkei an der Seite Österreichs und Deutschlands gegen die Alliierten gekämpft. Mit dem Kriegsende traf die drei Länder das gleiche Schicksal: Ihre bisherigen Staatsformen, das türkische Sultanat und die beiden Monarchien, endeten und die bisher großen Staatsgebiete schrumpften beinahe zu Kleinstaaten.

In der Türkei angekommen, verließ Anna Schwarzenberg Europa. Sie war im Orient angekommen.

Die frühere Hauptstadt Istanbul, das ehemalige Byzanz und Konstantinopel, hatte Annas Mutter noch in dem, aus den Geschichtsbüchern übermittelten, völlig intakten Glanz erlebt.

Auch Annas Brüder Adolph und Karl hatten – wenn auch etwas kriegsbedingt beeinträchtigt – die traditionelle Türkei erlebt. Nun war Istanbul, von Ankara als Hauptstadt abgelöst, von eher untergeordneter Bedeutung. Unsere Reisende beschreibt, durchaus beeindruckt, den Einschnitt, den die Regierung Atatürks in das traditionelle und politische Leben der Türken mit sich brachte. Seine Eingriffe waren bestimmt von dem Wunsch, den türkischen Lebensstil so schnell und so eng wie möglich an den Europas anzugleichen.

Das betraf vor allem die Erziehung und damit das Schulsystem: Jungen und Mädchen mussten in öffentliche Schulen gehen. Anna Schwarzenberg lobte sowohl die Organisation der Schulen als auch die Lehrpläne. Sie berichtete, dass die Kinder früh auf einen Beruf vorbereitet würden, und sie erwähnte, dass in der Schule weder Religionsunterricht erteilt werden durfte, noch der Religion irgendwelche Kontrollrechte eingeräumt wurden. Alle Klöster der Derwische waren aufgelöst worden. Anna Schwarzenbergs Bericht lässt keine Rückschlüsse darüber zu, wie sie persönlich zu diesen Eingriffen ins religiöse Leben stand.

Weitere Neuerungen, die sie aufzählte, waren die Änderung der Schrift, das Verschleierungsverbot für Frauen, ja, die Vorschrift, europäische Kleidung zu tragen. Dazu kam die Vorschrift, Geburten zu registrieren. Bisher hatte man keine genauen Angaben über die eigentliche Bevölkerungszahl, da es nicht üblich war, Kinder, die in den Harems geboren wurden und dort lebten, bei einer Behörde anzumelden.

Anna Schwarzenberg fand in der Türkei eine funktionierende Administration vor. Es gab einen Gesundheitsminister, der seinen Posten schon zehn Jahre innehatte und zugleich der Präsident des Roten Halbmondes[88] war.

Die Generalsekretärin sah sich zunächst vor die Schwierigkeit gestellt, dass der Leiter des Guraba-Hospitals, der ihr Besuchsprogramm zusammenstellen sollte, sich weigerte, ihr Zugänge zu den einzelnen Institutionen zu ermöglichen. Dieses Problem löste sich dann, leider gibt es keine Beschreibung, wie.

Auf jeden Fall konnte sie nach kurzer Zeit mit ihrem Programm in Istanbul beginnen. Sie besuchte die Krankenschwesternschule des Roten Halbmondes, in der ihr Widersacher Direktor war. Die Schwesternschule des Roten Halbmondes war dem ältesten Spital in der Türkei, dem Guraba-Hospital, angegliedert und war die einzige in der ganzen damaligen Türkei. Ein Abschluss wurde nach einem drei Jahre umfassenden Kurs erreicht. Diejenigen Schwestern, die in die öffentliche Gesundheitspflege gehen wollten, absolvierten einen zusätzlichen Kurs von neun bis zwölf Monaten.

Die praktische Ausbildung fand in den unterschiedlichsten Krankenhäusern statt, wobei die Schülerinnen dabei nur im Guraba-Hospital richtig begleitet wurden. Im Guraba-Hospital lag die Aufsicht über die Schwestern zunächst in den Händen einer österreichischen Krankenschwester, gefolgt von Miss Hazel A. Goff.

---

[88]  Der Rote Halbmond ist in der arabischen Welt das Pendant zum Roten Kreuz.

Hazel Goff schien Anna Schwarzenberg sehr geeignet für diesen Posten, da sie einige Jahre im Völkerbund für das Gesundheitswesen verantwortlich gewesen war, bis sie in Bulgarien ein ländliches Gesundheitszentrum aufbaute.

Die Schwestern in diesem Krankenhaus waren Türkinnen. Sie wurden entweder als Krankenpflegerinnen oder als Hebammen ausgebildet. Wie Anna Schwarzenberg immer wieder beobachtete, ersetzten sie später oft Krankenschwestern mit spezieller Ausbildung.

Die Besucherin beschrieb das Guraba-Krankenhaus als einen Bau mit breiten Korridoren, die einen rechteckigen Innenhof bildeten. Von ihnen zweigten die einzelnen Abteilungen ab. Das Krankenhaus war gut geführt und hatte sich in der Neuzeit enorm weiterentwickelt.

Anna Schwarzenberg besuchte während ihres Aufenthaltes mindestens sechs weitere Krankenhäuser. Im Allgemeinkrankenhaus Hasseky, in dem sie die Frauenabteilung besuchte, fand sie aufgrund der Bettenknappheit viele Patientinnen auf dem Gang liegend. Der leitende Arzt, ein deutscher Professor, versuchte, die Lage zu verbessern, fand dabei aber nicht immer die volle Unterstützung seiner Umgebung.

In diesem Zusammenhang stellte Anna Schwarzenberg fest, dass im türkischen Gesundheitswesen viele Deutsche arbeiteten. Hier dürfte es sich oft um Juden gehandelt haben, denn die Modernisierungspläne Atatürks hatten dazu geführt, dass man um Berater aus Europa warb.

So waren aus Deutschland nach 1933, und später aus ganz Europa, verfolgte Juden mit wissenschaftlicher Ausbildung zunächst willkommen. Das versuchte der ehemalige Reichskanzler Franz von Papen, nachdem er unter den Nationalsozialisten Deutscher Botschafter in der Türkei geworden war, zu unterlaufen.[89]

Darü Latschise war sowohl Kinderkranken- als auch Findlingshaus. Anna Schwarzenberg hob hervor, das Haus sei hervorragend geführt, obwohl von einer Oberin geleitet, die nur eine Hebammenausbildung besaß und der keine gelernten Krankenschwestern zur Verfügung standen. Die 200 kindlichen Patienten und Insassen hätten einen sehr gut gepflegten Eindruck gemacht.

In einem weiteren Krankenhaus führte der sehr engagierte leitende Arzt – er hatte in Deutschland studiert – Anna Schwarzenberg selbst herum. Er schien sehr genau zu wissen, was seine Besucherin als ausgebildete Krankenschwester besonders

---

[89]  Heinrich Möckelmann: Franz von Papen. Hitlers ewiger Vasall, Darmstadt 2016.

interessierte. Auch dort hatte die Oberin die Pflegeschule des Roten Halbmonds besucht. Die Generalsekretärin war beeindruckt von ihren Fähigkeiten und dem Zustand des Hauses.

Im nächsten Krankenhaus, das sie besuchte, attestierte Anna Schwarzenberg den chirurgischen Abteilungen, die von zwei vom Roten Halbmond ausgebildeten Schwestern geführt wurden, eine sehr gute Qualität, während sie bei dem gleichen Haus beanstandete, dass die Kinderabteilungen nicht nur arm, sondern sehr deprimierend gewesen seien.

Sie besuchte auch Krankenhäuser unter ausländischer Regie. Im amerikanischen Hospital war sie in der angegliederten kleinen Pflegeschule, die sich in einem Block mit kleinen Wohneinheiten befand, in dem man geeignete Wohnungen angemietet hatte. Ein Kurs dauerte dort drei Jahre, danach arbeiteten die Schülerinnen drei Monate in einem Allgemeinen Krankenhaus, bevor sie ihr Examen vor dem Roten Halbmond ablegten. Erst dann erfolgte die Anerkennung.

Auch eine Nervenklinik fehlte nicht in dem Programm. Dieses Krankenhaus bestand aus unterschiedlichen Häusern. Anna Schwarzenberg wies darauf hin, dass die angewandte Methode Platz für Improvisationen ließ. Sowohl die männlichen als auch die weiblichen Aufsichtspersonen wohnten in kleinen Räumen, deren Türen sich zu den Korridoren der jeweiligen Stationen öffneten. In einem Gebäude waren die Drogenabhängigen untergebracht. Die stationäre Verweildauer betrug im Allgemeinen sechs Monate, allerdings, so Anna Schwarzenberg, war für danach keine weitere Betreuung vorgesehen.

Das Leprakrankenhaus, dem sie mit besonderem Interesse einen Besuch abstattete, war – nach ihrer Meinung – sehr am Alltag orientiert: Die Frauen machten die Hausarbeit und die Männer arbeiteten im Garten. Tagsüber waren die Geschlechter nicht getrennt.

Mit großem Interesse besuchte die Generalsekretärin auch das Öffentliche Gesundheitszentrum, das die Rockefeller-Stiftung unterstützte.

Anna Schwarzenberg besuchte auch Krankenhäuser in kleineren Städten. Bemerkenswerterweise ließ sie sich weder durch Größe noch von eventuell vorhandenem Luxus beeindrucken. Sie beurteilte alle Einrichtungen nur danach, was sie medizinisch und pflegerisch brachten. So galt ihr Interesse einem kleinen Röntgeninstitut in Istanbul, das mehr der Forschung diente und in ihren Augen auch weitere technische Möglichkeiten zur Diagnose und Behandlung vieler Krankheiten besaß.

Anna Schwarzenberg kam auch nach Ankara. Dort besichtigte sie das Numune Hastanesi. Den Direktor kannte sie seit 1935 von einem Fachkongress in Rom. Sie fand den Hospitalbau „up to date" und die ärztliche Versorgung und Pflege der Patienten sei ein Spiegelbild des allgemeinen Zustands. Das Haus mit seinen 500 Patienten, die in Kürze auf 1000 ergänzt werden sollten, verfüge schon jetzt über viel zu wenige Schwestern. Für jede Abteilung galt die Regel, dass sie je ein deutscher und ein türkischer Professor leitete.

In Ankara besichtigte sie auch die Hauptquartiere des Roten Halbmonds und zeigte sich beeindruckt, wie effizient sie dort ihre Arbeit erledigten. Der Kinderschutzdienst lag in den Händen von vielen privaten Institutionen, die neben Kindergärten und Kliniken noch ähnlich geartete Einrichtungen betrieben.

Für Anna Schwarzenberg ergab sich die Möglichkeit, ein Vorzeigedorf zu besichtigen. Sehr erfreut über diese Gelegenheit, beschrieb sie ihre Eindrücke ausführlich. Die Häuser seien ganz im Stile der Bauernhäuser der Gegend gebaut worden, aber als Baumaterial habe man statt Lehm Steine genommen. Es gab sowohl ein gut gebautes Schulgebäude wie ein kleines Hospital und ein ambulantes Krankenhaus. Die Pflege übernahmen Hebammen und sie begleiteten auch den jeweiligen Arzt auf seinen Touren durch die 18 Dörfer, die zu dem Distrikt gehörten. Dort hielt der Doktor ab und an Sprechstunden ab.

Anna Schwarzenberg besuchte das Institut für Hygiene, das ebenfalls von der Rockefeller-Stiftung gesponsert wurde und gerade damit begann, sich auf Ausbildungen vorzubereiten.

Ihr Bericht über die Türkei schloss mit ihrem Besuch beim Gesundheitsminister. Sie beschrieb ihn, der gut Deutsch sprach, als freundlich und aufgeschlossen. Sie wies ausdrücklich auf seine Unparteilichkeit hin. Seine Besucherin konnte mit ihm ganz unaufgeregt die Mängel im türkischen Gesundheitswesen besprechen, die ihr aufgefallen waren und die sich natürlich vor allem auf die Ausbildung und die anschließende Pflege durch die Schwesternschaft bezogen. Er schien ihr im Gespräch sehr beunruhigt über die Arbeit in der Pflege.

In den Schlussfolgerungen des Berichts über den Zustand der medizinischen Pflege in der Türkei wies die Verfasserin noch einmal extra auf die Kompetenz und das Engagement des Gesundheitsministers hin. Er schien noch viel mehr erreichen zu wollen, obwohl er schon sehr viel erreicht hatte.

Aber trotz aller Anstrengungen im Lande selbst, war die Generalsekretärin des ICN der Meinung, dass es weiter erforderlich sei, Experten aus dem Ausland in leitende Positionen zu berufen. Ihrer Meinung nach schienen sich in der Türkei viele nicht darüber im Klaren zu sein, dass der Erfolg einer einmal angefangenen Arbeit ausschließlich davon abhing, dass Kontinuität und Kooperation garantiert seien. Die Türken seien, obwohl sie selber neue Ideen ebenso gern entwarfen, wie sie sie von anderen akzeptierten, oft nicht bereit, den Ausführenden die dazu erforderliche Zeit und den notwendigen Handlungsspielraum zuzubilligen.

Noch über mehrere Jahre würde man für die anspruchsvolleren Positionen gut ausgebildete Krankenschwestern aus dem Ausland brauchen. Die im Lande ausgebildeten Schwestern seien in der Realität der Pflege keineswegs so gut, wie man das annähme. Die jungen Frauen seien klug und von schneller Auffassungsgabe, aber sie entbehrten der Ausgeglichenheit und des Wissens um ihre Verantwortung.

Abschließend meinte Anna Schwarzenberg beschwichtigend, dass das allerdings Eigenschaften seien, die sich ohne Zweifel dann entwickeln würden, wenn berufliche Traditionen aufgebaut wären. Auch bestünden in der Türkei solche sichtbaren Zeichen des Strebens nach Fortschritt und Entwicklung, dass man annehmen konnte, dass, mit Unterstützung des Gesundheitsministers, den eingangs aufgezeigten Missständen entgegengewirkt werden und so bald ein hoher und flächendeckender Standard im Gesundheitswesen des Landes erreicht werden könne.

# Syrien

Im März 1936 bereiste Anna Schwarzenberg Syrien. Ihr Bericht begann wieder mit der Beschreibung der geographischen Lage. Ihre Zusammenfassung der Geschichte des Landes hat auch heute nichts an Brisanz verloren. Schon die Einteilung Syriens in die fünf Provinzen Libanon, Syrien, Djebel, Druse und Alouite enthalten die heutigen Krisen in der Region, ein Gefühl, das noch verstärkt wird, wenn die Besucherin die Einwohner Syriens aufzählt: „Syrer, Armenier, Drusen, Beduinen, Araber etc. ..." Sie alle haben ihre eigene Sprache.

Anna Schwarzenberg war von der Schönheit des Landes bezaubert. Indirekt sprach sie die Landschaften ihrer Kinder- und Jugendzeit an, wenn sie die Schönheit der Küste mit der italienischen Riviera verglich. Ihre Eltern hatten ein Haus in Bordighera, dass sie im Frühjahr bewohnten. Die damalige Schwester Johanna hatte dort manchen Urlaub verbracht. Die Alpenwelt Österreichs dürfte ihr vor

Augen gestanden haben, als sie die Schönheit der schneebedeckten Berge im Inland Syriens hervorhob.

Syrien – einst eine türkische Provinz – war seit Ende des Ersten Weltkrieges Mandatsgebiet der Franzosen, mit Beirut als Hauptstadt. Anna Schwarzenberg sprach von großer Unzufriedenheit, ohne sie zunächst genauer zu benennen. Sie stellte scheinbar völlig neutral, also ohne Wertung fest, dass der europäische Einfluss enorm sei.

Sobald man aber diese Aussagen mit ihren Empfehlungen in der Zusammenfassung des Berichts vergleicht, wird klar, wem Schwarzenbergs Sympathien im Endeffekt galten. Nicht nur in Syrien selbst gab es in der damaligen Nachkriegszeit Kritik an den Kolonialmächten England und Frankreich, Kritik an ihrem Umgang mit Palästina und Syrien.

Trotzdem betonte die Reisende stets, welch unbeschreibliche Pionierarbeit die meist hoch motivierten Europäer/-innen leisteten. Sie deckte auf der anderen Seite schonungslos die Fehlstellen auf. Allerdings nie, ohne zu erwähnen, welche sowohl politischen, finanziellen als aber auch mentalen Grenzen der Menschen in diesen Ländern verhinderten, Dinge zu verändern.

Als offizielle Begleitung bekam die Besucherin Colonel Martin von der französischen Gesundheitseinrichtung an die Seite gestellt. Dies war sicher der Grund, dass sich ihr die unterschiedlichen Orte des syrischen Gesundheitswesens öffneten.

Der erste Besuch in Beirut galt dem amerikanischen Hospital. Dieses Krankenhaus und das der Hadassa-Organisation in Jerusalem galten als die beiden besten Krankenanstalten im Nahen Osten.

Auch Anna Schwarzenberg war begeistert von der Einrichtung und lobte die einzelnen Krankenstationen, die sie besuchte, in den höchsten Tönen. Die Ambulanz und die angeschlossene Schwesternschule fanden ihre volle Anerkennung. Und das, obwohl dort keineswegs alle in europäischen Krankenhäusern selbstverständlichen Standards erreicht wurden. Das Wasser, auch für die Sterilisation, wurde noch immer mit Petroleumboilern erhitzt. Anna Schwarzenberg wies aber darauf hin, dass das für die Ausbildung der Krankenschwestern sehr angemessen sei, denn sie hätten im späteren Berufsleben außerhalb des Krankenhauses ihre Arbeit unter weitaus primitiveren Voraussetzungen zu verrichten.

Über die Ausbildung der Krankenschwestern äußerte sie sich begeistert. Neben dem Wissen in Theorie und Praxis lobte die Beobachterin nicht nur die Leiterin der Pflegeschule, sondern auch die Oberin der Schwestern und ihre Assistentinnen.

Zwei Amerikanerinnen leiteten die Pflegeschule und das Krankenhaus. Allerdings stand die Abreise der Schulleiterin in die Heimat für eine längere Zeit bevor. Anna Schwarzenberg hielt eigens fest, dass allgemein großes Bedauern darüber herrschte.

Während die Leitung und Supervision der Schwestern ausschließlich in den Händen von Amerikanerinnen lagen, waren die Stationsschwestern Syrerinnen. Bei den Schwesternschülerinnen waren alle Nationalitäten vertreten.

Um in die Schule aufgenommen zu werden, mussten die Schülerinnen eine Prüfung ablegen. Anna Schwarzenberg attestierte ihnen eine profunde und allumfassende Ausbildung. Dasselbe bescheinigte sie der dem Krankenhaus angegliederten Ambulanz, die auch eine große Anzahl an Hausbesuchen durchführte.

Die psychiatrische Klinik Afruiyyeh in Beirut war an sich ein Krankenhaus in privater Hand gewesen, wurde aber jetzt von der französischen Regierung unterstützt. Anna Schwarzenberg berichtete, dass die Gebäude und die Pavillons des Hauses wunderschön gelegen und sehr gut gehalten waren. Das Ganze hinterließe einen gepflegten Eindruck.

Ein Engländer hatte die medizinische Leitung. Er und seine Frau seien besonders freundlich gewesen. Auch die Oberin des Krankenhauses sowie die drei ihr direkt unterstehenden Schwestern kamen aus England. Sowohl Pfleger als auch Pflegerinnen waren Syrer. Sie absolvierten eine zwei- bis dreijährige Ausbildung, die vorwiegend praktisches Wissen vermittelte. Eine gezielte Therapie für die Patienten gab es nicht, doch arbeiteten manche Patienten und Patientinnen im Garten. Der Wassermangel verhinderte auch jede Wassertherapie.

In Beirut gab es eine eigene Apotheke, die Medikamente gegen eine speziell im Orient weitverbreitete Augenkrankheit anbot. Wie Anna Schwarzenberg anmerkte, trat diese entsetzliche Krankheit eigentlich nur bei den ärmeren Bevölkerungsteilen auf.

Diese Augenkrankheit kannte die westliche Medizin, seit sie während Napoleons Feldzug nach Ägypten bei französischen Soldaten aufgetreten war. Sie – so die Ansicht vieler Augenärzte – entstand durch Erkältung.

Im Zuge der Befreiungskriege gab es neue Forschungen, als die Krankheit sich auch auf dem Festland bei deutschen und französischen Soldaten einstellte. Beobachtungen führten zu der Feststellung, dass sie im Allgemeinen nur bei den Mannschaften auftrat, nicht aber bei Offizieren und ihnen gleichgestellten Mitgliedern in der Militärführung.

Die Offiziere waren vorwiegend in Häusern oder Zelten untergebracht, während die Soldaten oft auf dem nackten Boden schliefen. Das bedeutete auch, je nach Wetterlage, Nässe und Schlamm. Hier waren Erkältungen und damit Erkrankungen wie Rheuma, aber auch die Augenkrankheit vorprogrammiert.

Im Orient war dieses Augenübel noch zu Anna Schwarzenbergs Zeiten weitverbreitet. Eine evangelische, französische Organisation hatte die Apotheke in Beirut ins Leben gerufen. Zwei französische Klosterfrauen führten die Einrichtung.

Die Berichterstatterin war von der Existenz dieser Einrichtung ebenso begeistert wie von der „bewundernswerten" Arbeit, die dort geleistet wurde. Alle bisher aufgeführten Einrichtungen verdankten sich privaten Initiativen.

Dank der freundlichen Unterstützung von Colonel Martin konnte Anna Schwarzenberg auch einige Krankenhäuser besuchen, die die französische Regierung betrieb.

Die Geburtsklinik in Beirut wurde von Hebammen geleitet, die in einem zweijährigen Kurs ausgebildet worden waren. Das Haus machte auf seine Besucherin zunächst einen sehr primitiven Eindruck, der sich aber etwas abmilderte, nachdem sie die vielversprechenden Pläne für einen Neubau gesehen hatte. Der Architekt selbst erklärte ihr seine Entwürfe, die sie sehr gelungen fand. Die ehemalige Kinderkrankenschwester wies besonders darauf hin, dass für das Baby-Zimmer eine Aircondition geplant war. Das neue Krankenhaus sollte innerhalb eines Jahres eröffnet werden.

Im Krankenhaus Sacré Cœur gaben Vinzentinerinnen unter den ärmlichsten und daher beschwerlichsten Bedingungen ihr Bestes. Anna Schwarzenberg war beeindruckt von ihrer außergewöhnlich intelligenten und verständnisvollen Oberin.

Die Krippe für verwaiste Kleinkinder war in den Augen der Berichterstatterin an sich eine hervorragende Idee, aber dieses gute Werk scheiterte sowohl an den total ungeeigneten Gebäuden wie an den untragbaren Verhältnissen. Die Klosterfrauen kannten diese Mängel ganz genau. Sie bestanden unter anderem darin, dass man die gesunden nicht von den schwachen und unterernährten Kindern, die auch abgegeben wurden, trennen und pflegen konnte, sodass letztlich nur die kräftigsten Säuglinge überlebten.

Colonel Martin versprach, sich persönlich um diese Mängel zu kümmern. Sein Schützling, der ihn sehr zu schätzen gelernt hatte, hoffte, dass nun wirklich etwas für das Wohl der Babys getan werde.

Die Reisende besuchte das Militärhospital, das für die französischen Soldaten und ihre Familien gedacht war. Die Anlage bestand aus Pavillons, von denen einer, da neu gebaut, besonders gelungen zu sein schien. Dieses Krankenhaus litt in den Augen Anna Schwarzenbergs unter Personalschwierigkeiten, weil sich dort der Acht-Stunden-Arbeitstag immer mehr durchsetzte. Dieser damals aufkommenden Arbeitseinteilung konnte Anna Schwarzenberg gar nichts abgewinnen.

Unter Leitung einer sehr fähigen Stationsschwester zeichnete sich nach ihrer Meinung die Geburtsstation besonders aus. Dagegen fand sie die Stationen für infektiöse Krankheiten keineswegs entsprechend.

Im syrischen Hospital des Sablons pflegten Klosterfrauen, der Amtsarzt war Syrer. Eine syrische Laienschwester betreute den Pavillon der Gefangenen.

# Heutiger Libanon

In Bhannès im Libanon besuchte Anna Schwarzenberg eine in 1000 Metern Höhe gelegene, komfortable Lungenheilanstalt. Das Sanatorium, mit prachtvollem Blick auf das Meer, wurde von Vinzentinerinnen geleitet, deren Oberin der ehemaligen Grazer Oberin besonders gut gefiel. In verschiedenen Pavillons waren die 400 Krankenbetten untergebracht. Ein eigener Pavillion beherbergte nur an Tuberkulose erkrankte Strafgefangene. Die ganze Anlage war hervorragend gepflegt.

Da das Sanatorium über eigene Obst- und Gemüsegärten, Geflügelhöfe und Schweinehaltung verfügte, war nicht nur die Verpflegung gut und reichlich, sondern das Sanatorium trug sich weitgehend selbst.

Anna Schwarzenberg bot sich die interessante Möglichkeit, auch die Einrichtung für die aus Mekka zurückkehrenden Pilger zu besuchen. Alle aus Mekka zurückkehrenden Pilger hatten dort für drei Wochen in Quarantäne zu gehen. Hier wurden sie desinfiziert und konnten – auch als Familie – die Zeit in Pavillions verbringen. Die kleine Miniaturstadt hatte ihren eigenen Hafen und eine Moschee. Im Hospital für kranke Pilger gab es einzelne, abgeschlossene Zellen mit eigener Toilette und Waschmöglichkeit, eine Aufteilung, von der die meisten, auch europäischen, Krankenhäuser nur träumen konnten.

Als Anna Schwarzenberg die Einrichtung besuchte, war nur ein Typhuskranker in dem Spital. Nach einer beendeten Pilgerreise war die Anzahl der Patienten erheblich größer und erforderte entsprechend mehr Schwestern und Krankenpfleger.

Anna Schwarzenberg besuchte auch ein Gefängnis. Im Prison des Sables war an sich vorgesehen, dass die männlichen Insassen einer Arbeit nachgingen, aber da es nicht genug Mittel und auch geeigneten Platz für alle gab, waren nach ihrer Meinung die an sich lobenswerten Bestrebungen nicht so erfolgreich, wie sie hätten sein können. Disziplin aufrechtzuerhalten war in dieser Einrichtung sehr leicht. Der Unruhestifter verlor beim geringsten Anlass seinen Arbeitsplatz. Das kleine Hospital war nur den männlichen Häftlingen vorbehalten. Für die inhaftierten Frauen war auch keinerlei organisierte Beschäftigung vorgesehen.

Anna Schwarzenberg registrierte voller Mitleid den Anblick der in erzwungener Untätigkeit verharrenden Frauen. Kinder blieben im Gefängnis bei ihren Müttern bis zum zweiten Lebensjahr und kamen dann bis zum fünften in einen Kindergarten. Ab dann wurden sie zu einem großen Problem, da sich niemand mehr um sie kümmerte.

Anna Schwarzenberg konnte nur Einrichtungen in der Provinz Libanon besuchen. Diese Provinz gehörte zu den fortschrittlichen und modernen Gebieten des Landes. In den anderen Provinzen lag das Gesundheitswesen mehr in missionarischen oder kolonialen Händen.

Einen Besuch Anna Schwarzenbergs in Damaskus verhinderte ein Streik. So musste sie sich aufs Hörensagen beschränken. Man berichtete ihr, dass sich dort ein großes Militärhospital befände, ein neues Leprakrankenhaus in Kürze eröffnet würde und sich die Versorgung der Kranken in nichts von der in den anderen Städten des Nahen Ostens unterscheide.

Das öffentliche Gesundheitswesen, wie man es in Syrien kannte, lag weitgehend in den Händen der amerikanischen Universität von Beirut. Hier ging es hauptsächlich um die Behandlung der schon erwähnten Augenkrankheit, aber auch um ambulante Kliniken, die in die Wüste gesandt wurden, um die Beduinen gesundheitlich zu versorgen.

Zusammenfassend wies die Generalsekretärin des ICN darauf hin, dass, nach ihren Beobachtungen, Syrien eine ganz spezielle Art im Gesundheitswesen hatte, den auftretenden Fragen sowohl in traditionellen, aber auch in neuen Formen zu begegnen.

Sie war der Meinung, dass noch viel zu tun blieb. Vor allem lasse die Koordination zwischen den einzelnen Gruppierungen noch zu wünschen übrig. Das französische Hochkommissariat bemühe sich sichtlich auf diesem Gebiet und habe schon viel in dem Sinne angestoßen. Doch sowohl finanzielle als auch politische Schwierigkeiten unterliefen diese Zeichen guten Willens immer wieder.

Aber gerade der gute Wille des Hochkommissariats ließ nach Einschätzung der Beobachterin Anna Schwarzenberg für eine positive Entwicklung in der Zukunft des Landes hoffen. Für ihren Verband sah die Generalsekretärin für die nähere Zukunft in Syrien keine Entwicklungsmöglichkeit.

Sie war sich bei ihrer Reise durch Syrien völlig im Klaren über den unschätzbaren Wert der Unterstützung des französischen Hochkommissariats in Gestalt von Oberst Martin. Ohne seine Begleitung und Vermittlung hätten weder die Krankenhäuser, die von Klosterfrauen geleitet wurden, noch die muslimische Pilgerklinik ihre Tore für sie geöffnet.

Die Orden lehnten eine Einbindung ihrer Mitschwestern in irgendeinem Verband ab, der die Anliegen ihrer Schwestern vertrat. Die Muslime hätten sich ohnedies nicht für die sehr christliche und im Westen verwurzelte Organisation interessiert.

In den von Klosterfrauen geleiteten Krankenhäusern hätte sie wahrscheinlich einen Vorgeschmack auf das bekommen, was ihr in Israel widerfahren sollte: In dem von Klosterfrauen geleiteten katholischen Krankenhaus in Jerusalem führte der Hausmeister die Generalsekretärin des ICN durch das gesamte Hospital. Die Orden waren nicht daran interessiert, einen Verband zu unterstützen, der die einzelne Krankenschwester und ihre Rechte zu stärken und zu vertreten versprach. Diese Aufgabe übernahm der Orden selbst für seine Mitglieder und er war es auch, der sich für ihre Weiterbildung verantwortlich sah.

# Iran

Das nächste Ziel der Informationsreise Anna Schwarzenbergs war der Iran. Ihr Bericht begann zunächst wieder mit der Schilderung der Geschichte und der Geographie des Landes. Dabei gelang es ihr in wenigen Sätzen sehr überzeugend, die Gegensätze zwischen dem hoch kultivierten Mesopotamien des Altertums, dem Land zwischen Tigris und Euphrat, und dem heute oft so unwirtlich und ärmlich erscheinenden Staat Iran aufzuzeigen.

Sie rief die frühere Fruchtbarkeit und den damit verbundenen Reichtum des Gebiets ins Gedächtnis zurück und weckte damit die Erinnerungen daran, dass hier die Wiege der westlichen Kultur gestanden hatte.

Der Bericht zeigte knapp, aber eindrücklich, den wirtschaftlichen Unterschied zwischen damals und heute: Die Landwirtschaft, auf der einst der Reichtum des Gebiets fußte, lag jetzt darnieder, nicht nur wegen des Klimas, sondern vor allem, weil die ursprünglich hoch entwickelten Bewässerungsanlagen erst vernachlässigt und dann verfallen waren.

Der iranische Reichtum beruhte schon zuzeiten der Reise Anna Schwarzenbergs auf der Ölförderung. Sie berichtete von zwei Ölleitungen, die von Mossul nach Haifa und von Mossul nach Tripolis führten. Nach ihren Angaben bescherte das Ölgeschäft dem Iran damals allein eine Jahresrendite von 100 000 Dollar und das neben den weitaus höheren Gewinnen, die an England und Frankreich fielen.

Anna Schwarzenberg wusste zu berichten, dass der reiche Staat viel Geld für die Infrastruktur im Lande ausgab. Sie hob lobend hervor, dass zum Beispiel die Eisenbahnzüge schnell und pünktlich fuhren und im Inneren blitzsauber waren.

Die Bevölkerung setzte sich aus Arabern, Beduinen, Kurden, Persern und Juden zusammen. Neben den Juden und ganz wenigen Christen war die Mehrheit muslimisch.

Die Frauen gingen alle verschleiert und lebten im Harem. Selbst die christlichen Frauen lebten ganz zurückgezogen. Nur ganz wenige Familien seien – und das nur bis zu einem gewissen Grad – emanzipiert.

Anna Schwarzenberg merkte kritisch an, dass nicht nur die Landbevölkerung bitterarm war, sondern der größte Teil von ihnen in Zelten lebte. Ihre Lebensbedingungen waren unglaublich primitiv. Das Trinkwasser erwies sich als extrem schlecht; Anna Schwarzenberg erwähnte extra, dass sie sich die Zähne mit Mineralwasser putzen musste.

Im Iran wurden die Bewohner von vielen Krankheiten heimgesucht: Typhus, Flecktyphus, Cholera, Diphterie, Malaria und auch Geschlechtskrankheiten waren weitverbreitet.

Der Iran war nach dem Ersten Weltkrieg zunächst zu einer Monarchie unter englischem Mandat geworden. Als Anna Schwarzenberg das Land 1936 bereiste, war der Iran frei und die Engländer fungierten als „technische Berater". So waren die Regierungsämter inzwischen in die Hände der Iraner übergegangen, allerdings besetzten die Engländer noch wichtige Leitungspositionen, zum Beispiel in den Banken.

Vor diesem Hintergrund begann die Generalsekretärin des ICN sich mit den einschlägigen Stelleninhabern in den Gesundheitsinstitutionen und Krankenhäusern in Verbindung zu setzen.

König Seifal, den sie nicht mehr selbst erlebte, schien ein guter Regent und Lawrence of Arabia sehr verbunden gewesen zu sein. Sein Sohn und Nachfolger Gazi residierte für offizielle Funktionen in einem Palast in der Stadt, nur umgeben von Männern. Ihn kennenzulernen und zu sprechen war ihr, wie Anna Schwarzenberg betonte, als Frau, „natürlich" nicht möglich.

Immerhin wurde sie von der Königin empfangen und der kleine Sohn des Herrscherpaares wurde ihr vorgeführt. Er sei ein besonders hübsches Baby gewesen. Auch die junge Mutter beschrieb Anna Schwarzenberg als hübsch und sympathisch. Ein wirklich erfolgreicher Besuch unter Berücksichtigung ihrer beruflichen Anliegen schien die Audienz für Anna Schwarzenberg nicht gewesen zu sein. Dazu kam noch, dass die junge Königin außer ihrer eigenen und des Türkischen keinerlei anderer Sprachen mächtig war und daher die ganze Unterhaltung ausschließlich über einen Dolmetscher lief.

Der Besuch der königlichen Schwestern könnte interessanter gewesen sein. Anna Schwarzenberg hielt fest: „Ich besuchte die zwei Schwestern des Königs, die alleine leben. Da sie die englische Sprache beherrschten, sprachen wir über die Stellung der Frau im Orient."[90] Leider gibt es keine weiteren Angaben über dieses vielleicht aufschlussreiche Gespräch.

Im königlichen Palast traf die Besucherin einen weiteren interessierten und auch informierten Gesprächspartner. Die Wohlfahrt seines Landes und dessen Bevölkerung schienen dem Minister sehr am Herzen zu liegen. Anna Schwarzenberg war der Meinung, dass sie mit ihm die Probleme des Gesundheitswesens sehr freimütig diskutieren konnte. Es erschien ihr, als verfolge er ihre Beobachtungen und Vorschläge mit Interesse und Verständnis.

Ihr Sachverstand, ihre schnelle Auffassungsgabe und vor allem ihre Fähigkeit, einmal erkannte Details aus ihren Bezügen abzuleiten und danach in das große Ganze einzubauen, dürften den Minister beeindruckt haben.

Anna Schwarzenberg besuchte das königliche Spital mit all seinen Kliniken, Abteilungen und Stationen. Vor allem die Schwesternschule interessierte sie. Sie musste mit Bedauern feststellen, dass diese keiner Universität angegliedert war.

Zusätzlich beunruhigte die Beobachterin die Tatsache, dass die Oberin, eine Engländerin und für die Schulleitung verantwortlich, als Regierungsangestellte

---

[90] Schwarzenberg'sches Familienarchiv „I visited also the two sisters of the King, who live alone. As they are able to speak English, we talked of the position of women in the East."

nach Basra versetzt worden war, ohne dass ein Ersatz für die Schule von Bagdad in Aussicht gestellt wurde. An sich sollte im gleichen Jahr der erste Kurs, der drei Jahre angedauert hatte, mit einer Prüfung entlassen werden.

Die Kurse wurden zum Teil von einer englischen Lehrschwester auf Englisch, zum Teil in Arabisch erteilt. Zwei Abteilungen des königlichen Krankenhauses standen den Schülerinnen für die praktische Ausbildung zur Verfügung. Allerdings gab es keine wirkliche Kontrolle über die krankenhausinterne Anleitung und die diesbezüglichen Leistungen der Schwesternschülerinnen.

Die restlichen Abteilungen mit 600 Patienten wurden von zwölf französischen Nonnen geleitet. Die Situation dieser an sich gut ausgebildeten und tüchtigen Schwestern war alles andere als einfach. Schon die Auswahl geeigneter Schüleranwärterinnen war problematisch. Die Zusammenarbeit zwischen den Nonnen und den einheimischen Schwestern erwies sich dann als mehr als schwierig.

Das Angebot an Schwesternschülerinnen war zahlenmäßig sehr begrenzt, da es muslimischen Mädchen ja nicht erlaubt war, das Haus zu verlassen. Die ehemalige Grazer Oberin beurteilte die iranischen Schwesternschülerinnen, die sie zu Gesicht bekam, als sehr einfach und so gut wie nicht erzogen, aber „from good material to work on." Als Beweis berichtete sie von einem Kontrollgang mit der Mutter Oberin durch die Abteilungen des Krankenhauses. Diese bat ihren Besuch um ihre Kritik. Die ehemalige Schwester Johanna, getreu ihren Vorstellungen von Sauberkeit und Hygiene, mahnte die ungepflegten Haare und die unsauberen Häubchen der Schwestern an.

Beim nächsten Kontrollgang konnte sie amüsiert feststellen, wie ihr Anliegen in diesem Punkt sofort wörtlich umgesetzt worden war.

Anna Schwarzenberg konnte auch die dem königlichen Hospital angegliederte Hebammenschule besuchen. Dort dauerte die Ausbildung zwei Jahre. Die Ausbildungen an den beiden Schulen für Schwestern und Hebammen waren im Aufbau. Die ersten Absolventinnen sollten sie im Jahr des Besuches von Anna Schwarzenberg verlassen und zum Einsatz kommen. Anna Schwarzenberg entschuldigte die sich bei den Schülerinnen und den Schwestern abzeichnende „irresponsibility", also Verantwortungslosigkeit, mit ihrem Leben, das sie in der Vergangenheit geführt hätten. Das hielt sie aber nicht davon ab, darauf hinzuweisen, dass dies die Arbeit der Ordensschwestern im Krankenhaus sehr erschwerte.

Es fiel ihr auf, dass die Schülerinnen, die den Lehrstoff schnell aufnahmen, einfach nicht gewillt waren, sich diesen durch intensives Lernen anzueignen.

Dabei waren sie aber total von der eigenen Fähigkeit überzeugt, die schwierigsten Aufgaben übernehmen und lösen zu können. Die Pflege am Krankenbett interessierte sie nicht wirklich. Sie wollten Spritzen setzen, Injektionen verabreichen und kleinere Operationen durchführen. Alles andere sahen sie als unter ihrer Würde an.

Vor allem aber wies Anna Schwarzenberg darauf hin, dass das menschliche Leben in diesen Breiten an sich keinen hohen Stellenwert besaß. Der Tod eines Patienten machte nur einen geringen Eindruck.

Anna Schwarzenberg besuchte das jüdische Hospital in Bagdad, das, wie sie bemerkte, einen „immensen Fortschritt" gemacht hatte, nachdem ein deutscher Arzt seit zwei Jahren, also seit 1934, dem Krankenhaus vorstand. Hier handelte es sich wahrscheinlich wieder um einen jüdischen Flüchtling.

In diesem Krankenhaus waren es finanzielle Probleme, die einer Weiterentwicklung hemmend im Wege standen.

Anna Schwarzenberg erwähnte auch eine jüdische Augenklinik, ebenfalls unter der Leitung eines europäischen Arztes. Das Haus sei gut, habe aber nur wenige Patienten. In der Stadt, so die Beobachterin, gab es noch einige andere Augenkliniken, denn Augenkrankheiten und dabei speziell Trachoma[91] seien schrecklich verbreitet.

Wieder hatte Anna Schwarzenberg Gelegenheit, etwas von der Arbeit des Roten Halbmonds zu erfahren. Hier bildeten sich Comitées, die von dem Willen zu helfen beseelt waren. Eine in Anna Schwarzenbergs Augen sehr geeignete englische Rotkreuzschwester sollte den Comitées für eine begrenzte Zeit zur Verfügung stehen.

Als Letztes erwähnte die Reisende einen Besuch in einem staatlichen Gefängnis, der sie sehr beeindruckte. Zunächst störte sie die Zwangsarbeit der Häftlinge, die noch immer in Ketten lagen. Doch räumte sie ein, dass sie, dank der dort herrschenden Ordnung, erfahren habe, dass Sauberkeit und Disziplin auch im Iran möglich wären. So stellte sie der allgemeine Eindruck zufrieden: Das saubere Gefängnis, dass die Frauen dort lesen und schreiben lernten, dass sie auch nähten und so auf ein Leben nach der verbüßten Strafe vorbereitet wurden.

Von Bagdad meinte sie abschließend, dass die Stadt noch mehr und vor allem bessere Krankenhäuser brauche. Besonders aber mahnte sie fahrende Kliniken

---

[91] Volkstümlich „ägyptische Augenkrankheit".

an, denn zum Beispiel für die Beduinen, die doch einen erheblichen Anteil der Bevölkerung stellten, gebe es so gut wie keine ärztliche Versorgung.

Für all ihre Erkenntnisse über die medizinische Pflege im Iran bot Anna Schwarzenberg in ihrer praktischen Art auch Lösungen an. Sie schlug vor, einen gut ausgebildeten Leiter der Gesundheitsbehörde mit zwei Krankenschwestern zur Kooperation mit den Einheimischen zu entsenden. Die eine Krankenschwester sollte die Supervision über die Krankenschwestern und die Krankenpfleger in den Krankenhäusern und anderen Institutionen übernehmen, während die zweite Schwester für die öffentliche Gesundheitsvorsorge und die soziale Fürsorge zuständig sein sollte.

Aufgabenbereich und finanzielle Möglichkeiten des Leiters der Gesundheitsbehörde sollten genau definiert, ihm dann aber im Aufbau der erforderlichen Kliniken, Krankenhäusern und Gesundheitszentren völlig freie Hand gelassen werden. Es klingt nach Entwicklungshilfe, wenn die Generalsekretärin des ICN feststellte, dass viele europäische Krankenschwestern vonnöten wären, um zunächst alle verantwortungsvollen Posten in der Pflege zu übernehmen und dann nach und nach die einheimischen Pflegerinnen so anzulernen, dass man später jede Verantwortung in ihre Hände übergeben konnte.

# Palästina und Israel

Im März 1936 besuchte Anna Schwarzenberg Palästina. Leider wissen wir nicht, wie lange sie im jeweiligen Land blieb, da sie außer Monat und Jahr keine Daten verwandte.

In Palästina verzichtete sie auf einen ausführlichen Rückblick in die Vergangenheit des Landes. Ihren Verzicht begründete sie damit, dass Vergangenheit und Gegenwart derart unauflösbar ineinander verwoben wären, dass nicht nur große, religiöse Kräfte am Werk, sondern auch so alte Rassen vertreten seien, dass es unmöglich erscheine, irgendeine Aktivität des Landes zu beschreiben, ohne auf die höchst gegensätzlichen religiösen Vorstellungen, die rassistischen Ansprüche, die Geschichte und vieles anderes einzugehen. So, versprach die Berichterstatterin, werde sie sich strikt an das halten, was sie im Gesundheitswesen vorfand.

Allerdings, um wirklich klare Vorstellungen über die Zustände zu vermitteln, werde es sich nicht vermeiden lassen, immer wieder die Gefühle, die zwischen den

Juden und den Arabern herrschten, mit einzubeziehen. Sie beeinträchtigten einfach jede Form der Zusammenarbeit. Dass der Schwarzenberg'sche Reisebericht wohl erst nach der Beendigung ihrer Reise verfasst wurde, zeigt die Schlussbetrachtung: „Die Ereignisse könnten nach meinem Besuch in der Tat dieses Problem noch verschärft haben." Im April 1936 brach in Palästina der sogenannte arabische Aufstand aus, der offiziell bis 1939 andauerte, aber bis 1947 ununterbrochen in kleinen Anschlägen weiterschwelte.

Es ging dabei vor allem seitens der Araber darum, die zunehmende Einwanderung von deutschen Juden zu verhindern. Zwischen Februar und April 1936 waren 31 000 Juden aus dem nationalsozialistischen Deutschland nach Palästina geflohen.

Es kam aber auch zu Auseinandersetzungen mit dem englischen Mandatsinhaber. Als Anna Schwarzenberg den Orient bereiste, besaß England das Mandat über das damalige Palästina und ein Hoher Kommissar war die oberste politische Instanz. Sie beschrieb als „benefits of the mandate system", dass sich nicht nur die Straßen in einem bewundernswerten Zustand befanden, sondern auch die allgemeinen Finanzen so in Ordnung waren, dass es Rücklagen für zukünftige Aufgaben gab.

Das Gesundheitswesen der Regierung, dem ein englischer Oberst vorstand, wurde hauptsächlich von Arabern betreut. Die Juden besaßen ihre eigenen, sehr effektiven Gesundheitsorganisationen. Vor diesem Hintergrund unterteilte die Generalsekretärin des ICN ihren weiteren Bericht in drei Teile: sie berichtete zunächst über die Regierungsaktivitäten im Gesundheitswesen, dann über die der Juden im gleichen Bereich und als Letztes über private Einrichtungen.

Das Regierungskrankenhaus in Jerusalem fesselte sie zunächst durch seine pittoreske Bauweise. Es war früher das Krankenhaus für russische Pilger gewesen. Die Oberin war, ebenso wie einige Schwestern, Engländerin. Die Aufnahmebedingungen in die angegliederte Pflegeschule erwiesen sich als weniger anspruchsvoll als in den Jüdischen Hadassah Hospitälern. Sowohl arabische als auch jüdische Mädchen wurden aufgenommen. Das Krankenhaus verfügte über eine Entbindungsstation, in der Hebammen ausgebildet wurden. Daneben gab es noch ein kleines Altenheim für Regierungsangestellte. Das Krankenhaus bestand, laut Berichterstatterin, wie alle Regierungskrankenhäuser, durchaus den Vergleich mit guten englischen Provinzkrankenhäusern.

Anna Schwarzenberg besuchte in Haifa ein weiteres Regierungskrankenhaus, dem ebenfalls eine Schwesternschule angegliedert war und das auch sonst dem Standard des Jerusalemer Hospitals entsprach. Sie berichtete von der hübschen

Lage des Regierungskrankenhauses in Jaffa am Meer, das eine kleine Pflegeschule für 20 Schüler besaß. Die Oberin war ebenfalls für das daneben liegende Hospital für Infektionskrankheiten zuständig, das aber zu der Zeit, als Anna Schwarzenberg es besuchte, nur wenige Patienten betreute.

Ein weiteres Regierungskrankenhaus litt unter enormer Wasserknappheit, da im Sommer das Wasser von Eseln ins Hospital geschleppt werden musste.

In Bethlehem besuchte Anna Schwarzenberg die größere der beiden Nervenheilanstalten. Es schien ihr gut geführt und die Oberin beschrieb sie als eine feine Persönlichkeit, die sichtlich einen bewundernswerten Einfluss auf die Patienten hatte.

Alle diese Krankenhäuser waren nicht derart überfüllt, wie die jüdischen Hospitäler, die sie ebenfalls besuchte. Sie versicherte in ihrem Bericht, dass sie für diese Tatsache keinerlei Gründe anführen könnte, weil sie einfach viel zu viele Erklärungen dafür erhalten hätte.

Sie war sehr erfreut, dass sie auch Gelegenheit bekam, das Öffentliche Gesundheitswesen zu beurteilen. Im Arabischen Viertel in der Altstadt standen die Sauberkeit und die hübsche Einrichtung der Institution in krassem Widerspruch zu dem Schmutz und dem Elend vor ihren Türen. Eine Engländerin leitete die ganze ambulante Arbeit und stand auch den Hebammen vor. Die Schwestern waren meistens Einheimische.

Da Anna Schwarzenberg nur diese Einrichtung zu Gesicht bekam, bedauerte sie, nicht über deren Umfang im ganzen Land berichten zu können. Sie lobte die Leiterin der Schwestern, eine Mrs. Cantor, besonders, denn sie war für den hohen Standard der Pflege verantwortlich. Die Schule verdanke dieser herausragenden Persönlichkeit sehr viel, die ein hohes Maß an Verständnis für die Probleme in der Pflege an sich und die des von ihr so geliebten Landes im Besonderen auszeichne. Die Pflege selbst war sehr gut, obwohl das Gebäude alt und eigentlich unbrauchbar war. Ein neues Hospital sollte gebaut und die Pflegeschule an die jüdische Universität angebunden werden.

Es gab eine Fülle von anderen Hospitälern, die der jüdischen Hadassah-Organisation angehörten, die auch über ein ausgezeichnetes öffentliches Gesundheitswesen verfügte. Eine englische Leitung war von der jüdischen Gemeinde abgelöst worden. Es gab eine Unzahl Fürsorgezentren in den jüdischen Stadtteilen und in anderen Teilen des Landes. Krankenschwesternschulen gab es ebenso viele wie andere Ausbildungsstätten für weitere Bereiche des öffentlichen Gesundheitswesens.

Die Generalsekretärin besuchte einige dieser Einrichtungen und war entzückt, wie freundlich und sauber die Räume gehalten wurden, trotz mangelnden Zu- und Abflusses des erforderlichen Wassers.

In Palästina gab es eine Arbeiterversicherungsgesellschaft – die Kupat-Cholim- Organisation – die viel für die jüdischen Arbeiter tat. Während ihres Besuchs wurde in Tel Aviv ein Hospital mit 100 Betten zusammen mit einer Krankenschwesternschule gebaut. Bisher gab es eine solche im Ort Affuleh, in dem sich auch ein Kupat-Cholim-Hospital befand.

In Tel Aviv besuchte Anna Schwarzenberg ein Städtisches Hospital, das, an sich für 300 Patienten gedacht, total überfüllt war. Daher war ein Neubau im Entstehen. Dieses Hospital unterstand formal der Hadassah-Organisation.

Anna Schwarzenberg besuchte auch einen Kibbuz. Sie schilderte die nach kommunistischen Ideen aufgebaute Einrichtung völlig emotions- und kommentarlos: Die Kinder würden den Eltern weggenommen und in Kindergärten und Schulen erzogen. In manchen der Siedlungen sei es den Eltern erlaubt, ihre Kinder über Nacht bei sich zu haben. Aber es gab kein wirkliches Zuhause in den Siedlungen. Die Mahlzeiten würden gemeinsam eingenommen und selbst die Hauswäsche sei gemeinsamer Besitz. Alle Einwohner trugen eine Einheitskleidung, die Jungen und die Mädchen wären alle gleich angezogen: weiße Blusen und blaue Shorts.

Anna Schwarzenberg besuchte auch ein sehr gutes Erholungsheim für Arbeiter in der Nähe von Jerusalem. Unterstützt von ihrer Versicherung konnten sich dort Arbeiter gegen eine sehr geringe Selbstbeteiligung erholen. Ein ähnliches Haus gab es für zahlende Patienten auf dem Berg Karmel, nahe Haifa, mit einem prachtvollen Blick auf das Meer.

In Safed, in Obergaliläa im nördlichen Israel gelegen, zeigte man ihr ein Sanatorium, das sich wieder unter Leitung der Hassadah-Organisation befand. Ausgezeichnet geführt, garantierte es den Patienten die beste Pflege.

Als Letztes beschrieb Anna Schwarzenberg die medizinischen Einrichtungen in der Hand von privaten Institutionen. In Jerusalem gab es unter der sehr erfolgreichen Leitung der Kaiserswerther Diakonissen ein deutsches Hospital, in dem es neben den allgemeinen Krankenstationen auch Privatzimmer gab. Die Patienten waren entweder Deutsche oder Araber. Ein Neubau war geplant, denn das Haus war hoffnungslos überaltert.

Das französische Krankenhaus wurde von Nonnen geleitet. Anna Schwarzenberg beurteilte die Pflege als teilweise eher mittelmäßig. In der Entbindungsstation waren die Wiegen der Neugeborenen so an die Betten der Mütter gebunden, dass diese sie bewegen und so die Babys still halten konnten.

Das italienische Hospital, auch von Nonnen geführt, war ein sehr schönes Haus. Die Beobachterin bedauerte in ihrem Bericht, dass sie wenig über die medizinischen Leistungen berichten konnte, da sie, nur von dem Pförtner herumgeführt, keine einschlägigen Fragen stellen konnte.

Anna Schwarzenberg besichtigte in Tiberias das schottische Missionskrankenhaus. Die anderen, über das Land verteilten Missionskrankenhäuser seien durchaus vergleichbar: Gut geführt ähnelten sie englischen Krankenhäusern auf dem Land. Die Schwestern seien „of a good type" und auch die einheimischen Krankenschwestern gut ausgebildet, einige seien sogar selbst geprüfte Krankenschwestern.

Abschließend stellte Anna Schwarzenberg fest, dass es seit Kurzem in Palästina Bestrebungen gäbe, eine Vereinigung der Krankenschwestern zu gründen, die eine Zugehörigkeit zum ICN anstrebte. Die Generalsekretärin des ICN hielt einen einschlägigen Vortrag in Jerusalem im Strauss-Health-Center, einer Einrichtung der Hassadah. Danach erklärte man ihr, es sei das erste Mal, dass jüdische, arabische und Regierungskrankenschwestern sich in einem gemeinsamen Anliegen zusammengetan hätten. Abgesehen davon, dass sie einen solchen Zusammenschluss in Palästina nur befürworten konnte, wies sie aber gleich darauf hin, dass es hier große Probleme geben würde, dank der Verschiedenheit der Schwestern in Ausbildung, Rasse, Erziehung, Herkunft und vielem anderen.

Die Schwestern hätten weitere Treffen versprochen, um über ihre Schwierigkeiten zu sprechen. Die Generalsekretärin hoffte, dass so einige ihrer Probleme gelöst werden könnten, was dem Land nur nützen würde.

Die abschließenden Überlegungen zu den Reiserlebnissen beendete die Generalsekretärin des ICN mit der Feststellung, dass von den fünf Ländern, die sie auf dieser Reise besucht hätte, die medizinischen Zustände in Palästina die besten gewesen wären.

# Griechenland

Aber jetzt führte erst einmal ihre letzte Reise Anna Schwarzenberg nach Griechenland und damit zurück nach Europa. Ihre kenntnisreiche, kurze Schilderung der griechischen Geschichte in der Neuzeit begann mit dem Hinweis, dass Griechenland erst seit ungefähr 100 Jahren frei von der türkischen Vorherrschaft sei.

Sie forderte, dass man unter diesem Blickwinkel die medizinische Versorgung im Lande betrachten müsse. Ebenso hätten die verschiedenen Revolutionen im Land – dank des ständigen Wechsels zwischen den Staatsformen Republik und Monarchie – ebenso jeden Versuch gehemmt, sich zu entwickeln, Dazu kämen noch die beiden Balkankriege und nicht zuletzt der „Große Krieg"[92].

Als Anna Schwarzenberg Griechenland besuchte, lag die letzte Revolution ein Jahr zurück. Die Monarchie war erst seit sechs Monaten wiedereingeführt. Zwei Parteien waren übriggeblieben: die Monarchisten und die Partei des früheren Premierministers Venicelos, der kurz vor seinem Tod – ganz gegen seine bisherige politische Haltung – seine Partei auf die Wiedereinführung der Monarchie einschwor, sodass zu diesem Zeitpunkt beide Parteien hinter dem König standen.

Allerdings, als Folge der früheren Feindschaft, bemühte sich – so die Berichterstatterin – jede Partei in jeder Einrichtung des Landes weiter um den entscheidenden Einfluss. Dieses ungute Bestreben machte sich in allen Bereichen bemerkbar, bis hinein in die medizinische Versorgung und damit auch in die Ausbildung und das Berufsleben der Krankenschwestern. Anna Schwarzenbergs ganze Hoffnung konzentrierte sich auf den Gedanken, dass – wie in der Monarchie üblich – der König versuchte, über den Parteien zu stehen. So könnten sich, nach ihrer Meinung, in der Zukunft Möglichkeiten entwickeln, die eine echte Zusammenarbeit in der nationalen Wohlfahrtspolitik ermöglichten.

Außerhalb Athens stellte die Beobachterin wenig bis keinerlei medizinische Versorgung fest. Dies erregte ihre besondere Besorgnis, da auf dem Land – Griechenland besaß unterschiedliche Klimazonen – vor allem auch Malaria vorkam. Die Wasserversorgung ließ nach ihrem Bericht ebenfalls auf dem Lande sehr zu wünschen übrig, während Athen durch das Marathon-Reservoir gut versorgt war. Zwischen Stadt- und Landbevölkerung bestünden auf vielen Gebieten gravierende Unterschiede.

Ein weiteres Problem ergab sich aus ihrer Sicht dadurch, dass Griechenland arm und seine Drachme wenig wert war. Anna Schwarzenberg verwies darauf, dass, obwohl das Leben extrem billig war, es zum Beispiel Arbeitern sehr schwerfiel, ihren

---

[92]  Wir sind im Jahre 1936 und da war die Bezeichnung „Erster Weltkrieg" obsolet, da es den Zweiten Weltkrieg ja noch nicht gab.

Lebensunterhalt zu bestreiten, weil die Löhne besonders niedrig wären. So sei der allgemeine Lebensstandard sehr gering.

Athen sei nach dem „Großen Krieg" von 200 000 Einwohnern auf 700 000 gewachsen. Diese Zuwanderer waren vor allem griechischstämmige Flüchtlinge und Vertriebene aus der Türkei, den anderen Balkanländern und Kleinasien. Das führte zu großen administrativen und wirtschaftlichen Problemen.

Denn obwohl die meisten unter den Neuankömmlingen sowohl intellektuell wie handwerklich gut ausgebildet waren, erschwerte der nationale Individualismus jede Form von Organisation auf allen einschlägigen Gebieten bis hin zur medizinischen Versorgung.

Wieder einmal stellte Anna Schwarzenberg fest, dass unter den Krankenschwestern die Leiterinnen, obwohl sie eine gute Ausbildung sowie die entsprechenden Fähigkeiten für ihre Arbeit mitbrachten, noch lernen mussten, im Berufsleben auch Verantwortung zu übernehmen.

Obwohl es einige hervorragende Einrichtungen gab, fehlte es massiv an Krankenbetten für nichtzahlende Patienten. Athen verfügte vielleicht über 200 Betten, auf dem Land gab es sowieso kaum Krankenhäuser. Trotzdem weckte Griechenland in Anna Schwarzenberg große Hoffnungen für die Zukunft, da es zu den Ländern gehörte, in denen nur begabte und gut ausgebildete Krankenschwestern in höhere Positionen gelangten. Im Augenblick allerdings litt, ihrer Meinung nach, das Gesundheitswesen in Griechenland noch unter speziellen Problemen, hervorgerufen durch das Klima, den niedrigen Standard der medizinischen Versorgung, die schlechten Lebensbedingungen der Bevölkerung, dem nationalen Charakter und dem Fehlen staatlicher Initiativen in der Vergangenheit.

Anna Schwarzenberg hatte in Griechenland nicht nur die Möglichkeit, zahlreiche Gespräche in den offiziellen Institutionen zu führen, sie traf auch zahlreiche Einzelpersonen. In der neu gegründeten Monarchie mag ihr früherer Adelstitel Anna Schwarzenberg manche Türe geöffnet und ihr so genauere Einblicke ermöglicht haben. Dabei stellte sie fest, dass tatsächlich zuzeiten ihres Besuches in Griechenland das ganze öffentliche Gesundheitswesen durch den Einsatz von Privatvermögen finanziert und von privaten Organisationen getragen wurde.

Die Generalsekretärin des ICN wurde in einer Audienz von „Seiner Majestät dem König von Griechenland" empfangen. Dabei schnitt sie einige der oben erwähnten Probleme an und war tief beeindruckt von dem großen Interesse, dass der König den Fragen der medizinischen Versorgung und den Problemen der Krankenschwestern im Einzelnen entgegenbrachte. Übrigens teilten viele seiner zeitgenössischen in- und ausländischen Gesprächspartner aus den unterschiedlichsten Bereichen und Einrichtungen ihre Bewunderung. Die Unterredung mit dem König ließ sie hoffen, dass sich in Griechenland bald alles zum Besseren entwickeln würde.

Sie betonte in ihrem Bericht immer wieder, dass ihre Einsichten und Schlussfolgerungen nicht nur auf ihren eigenen Beobachtungen, sondern auch auf Gesprächen mit Vertretern der einzelnen medizinischen und pflegenden Berufsgruppen beruhten. Die Möglichkeit, sich mit einzelnen Mitgliedern der sonstigen griechischen und nicht-griechischen Gesellschaft auszutauschen, ließ Anna Schwarzenberg auch die „allseits bekannte" Freundlichkeit und Gastfreundschaft der Griechen erfahren. Sie habe ihr die Arbeit sehr erleichtert.

Anna Schwarzenberg hielt nicht mit Kritik zurück. Ihre Besuche in den einzelnen Krankenanstalten waren gekennzeichnet von ihrer wachen Beobachtungsgabe nicht nur in Bezug auf die dort herrschende Hygiene. Dem städtischen Krankenhaus testierte sie totales Versagen. Hoffnungslos überfüllt, verfügte es nur über zwei Abteilungen, deren eine von einer ungelernten Kraft geleitet wurde. Auch verwies sie auf die vielen Drogenabhängigen, denen keinerlei Hilfe zuteilwurde.

Sie besuchte auch Institutionen der öffentlichen Gesundheitspflege, die neben den Krankenhäusern in der Stadt existierten und meistens von Hebammen geleitet wurden.

Die Rockefeller-Stiftung unterstützte in Griechenland finanziell, wie in vielen anderen Ländern, in einem der Stadtteile Athens ein sehr gutes öffentliches Gesundheitszentrum in Verbindung mit dem Institut für Hygiene. Dieses Zentrum war für die generelle Gesundheitsfürsorge verantwortlich.

Anna Schwarzenberg setzte sich in ihrem Bericht auch mit der Frage ausländischer Krankenschwestern als „Entwicklungshelfer" auseinander. Sie meinte, da die einheimischen Schwestern sicher bald aus Erfahrung dazulernen würden, wäre es nicht nötig, generell Ausländerinnen für Leitungspositionen nach Griechenland zu schicken.

Sollte man sich aber trotzdem dazu entschließen, ausländische Schwestern auf Leitungspositionen nach Griechenland zu schicken, sollte dies nur für einen begrenzten Zeitraum geplant werden.

Stattdessen sollte man – so Anna Schwarzenberg – fortbildende Stipendien für examinierte Schwestern im Ausland einrichten. Darin sah Anna Schwarzenberg eine wirkliche Hilfe und sie dürfte hier aus eigener Erfahrung geurteilt haben.

Im Hinblick auf ihren ICN stellte die Generalsekretärin fest, dass sich die Vorstellungen ihres Verbandes zunächst noch schlecht mit dem griechischen Charakter in Einklang bringen ließen. Doch sprach sie die Hoffnung aus, dass sich seine Vorteile und Möglichkeiten mit der Zeit vermitteln lassen würden.

Um dies zu erreichen, schlug sie vor, möglichst vielen der examinierten, aber auch der jüngeren Schwestern eine Teilnahme am für 1937 in London geplanten Internationalen Kongress der Schwestern zu ermöglichen. Wieder dürfte die eigene Lebenserfahrung eine Rolle gespielt haben, als Anna Schwarzenberg darauf verwies, dass die Teilnahme an dem Kongress die Schwestern ermutigen und ihren Blick erweitern würde.

Sie fügte einen weiteren Vorschlag hinzu. Es täte der allgemeinen Arbeit gut, wenn es gelänge, wie in Polen und anderen Ländern, eine Krankenschwester offiziell ins Gesundheitsministerium zu berufen, die sich dort um alle Aufgaben in der Krankenpflege und der öffentlichen Fürsorge kümmern konnte.

Allerdings schränkte sie ihren Vorschlag etwas ein: Sie persönlich sei nicht genug über die Zustände im Land informiert, um hier verbindliche Vorschläge machen zu können. Trotzdem regte sie doch an, sich über diese Frage Gedanken zu machen und vielleicht als Kompromiss eine Übergangslösung zu finden. Es sei sicher wichtig für das Gesundheitswesen und für den Beruf der Krankenschwestern, dort eine hervorragende Vertreterin einzusetzen, die sich offiziell um die Probleme dieses Berufsstandes kümmerte.

In ihrer Zusammenfassung stellte Anna Schwarzenberg fest, dass es, ihrer Meinung nach, in Griechenland noch an wirklich ausgebildeten Krankenschwestern fehlte. So sollte zum Beispiel die Kinderfürsorge nur so lange Hebammen beschäftigen, bis genügend examinierte Krankenschwestern zur Verfügung stünden. Sie schränkte ein, dass ihr der Überblick über die finanziellen Möglichkeiten fehle. Abschließend sprach sie als gravierendes Problem die Schwierigkeit an, in Griechenland überhaupt die geeigneten Kandidatinnen für den Pflegeberuf zu finden.

Anna Schwarzenberg blieb einige Tage länger in Athen, um dem ersten Balkan-Kongress für die Gesundheit von Kindern beizuwohnen, der unter der Regie der Internationalen Union „Rette die Kinder" stattfand. Die Generalsekretärin traf in den Leiterinnen des Kongresses zugleich die Spitze ihrer Krankenschwestern-Organisation in diesen Ländern. Die Arbeit des Kongresses ergab, dass die Balkanländer, vertreten unter anderem durch Rumänien und Bulgarien, gerade wegen ihrer schweren Vergangenheit, viel für die Zukunft tun müssten.

# Genf und London

Die Generalsekretärin war drei Monate in Genf nicht anwesend gewesen, aber ständig in Verbindung mit der Zentrale geblieben. Schon unter Miss Reimann war der ICN viel professioneller geführt worden. Das Präsidium setzte sich nun aus Krankenschwestern zusammen, die in ihren Ländern hohe Positionen in der Ausbildung und in der Krankenpflege einnahmen.

Auch die Finanzen waren weitaus geordneter und errechneten sich weniger aus Spenden als aus Mitgliedsbeiträgen. Dass finanziell im Präsidium allerdings immer noch Aufklärungsarbeit zu leisten war, lässt der Hinweis der mit der Finanzüberprüfung betrauten Dame vermuten, die, auf einen ausgewogenen Haushalt mit einem Gewinn von über 1000 Dollar verweisend, zugleich hinzufügte, der Haushalt sei wirklich ausgeglichen nur dann, wenn es eine Rücklage gebe, die die Ausgaben des ICN mindestens für ein halbes Jahr in der Zukunft abdecke. Das gelte vor allem für die Gehälter

Der ICN verfügte 1933 über 181 000 Mitglieder. Die einzelnen Länder waren Mitglieder, wenn die Ausbildung ihrer Krankenschwestern den Vorgaben des ICN entsprach. Aus diesem Grunde gab es auch Länder, die dem ICN nicht als vollwertige Mitglieder zugeordnet waren. Die Politik spielte immer in den Überlegungen des Präsidiums eine Rolle.

Die Generalsekretärin hatte Anliegen und Probleme im ICN als Vorlagen für das Präsidium aufzubereiten.

Kaum zurück von ihrer Orientreise galt es, den Umzug nach London durchzuführen und den Kongress von 1937 in London vorzubereiten. Jedes für sich wäre schon eine Herausforderung gewesen. Die Generalsekretärin hatte zu dieser Zeit Yvonne Hentsch aus der Schweiz und Dr. Luisa Frankenstein aus Deutschland zur Hilfe.

Fräulein Hentsch hatte eine Laufbahn als Dozentin in der Pflegeausbildung hinter sich und Frau Dr. Frankenstein war in Düsseldorf Co-Rektorin an der Akademie für Sozialarbeiter gewesen. Ihr Name lässt vermuten, dass sie ihr Amt im Zusammenhang mit der nationalsozialistischen Beamtenregelung von 1934 verloren hatte.

Beide Damen waren für die Übersetzungen der Beiträge für die „Review" und den Briefverkehr verantwortlich.

Kongresse stellten Weichen für die Zukunft und es war die Aufgabe der Executive Secretary, diesbezügliche Vorschläge der Delegierten zu bearbeiten, aber auch selbst tätig zu werden. Christiane Reimann hatte humorvoll während des Kongresses von 1933 darauf hingewiesen, dass es im Vorfeld des Treffens ihre Aufgabe gewesen sei, 55 eingereichte Schriftstücke und 83 Berichte, also 500 000 Worte in drei Sprachen aufzubereiten.

Neuerungen anzusprechen oder gar durchzusetzen, war nicht immer ganz einfach, Die Damen der ersten Stunde waren oft noch im Amt und nicht gewillt, die „Moderne" gut zu heißen.

So hatte sich Ethel Bedford Fenwick – allerdings erfolglos – quergestellt, als im ICN der Vorschlag gemacht wurde, Krankenschwestern während der Ausbildung zwischen den einzelnen Mitgliedstaaten auszutauschen. Sie befürchtete, dass dies, aufgrund der unterschiedlichen Qualität der Ausbildung in den einzelnen Ländern, den entsandten Krankenschwester eine schlechtere Qualität der Berufsausbildung bescheren würde.

Der Kongress von 1933 in Paris und Brüssel setzte noch andere neue Akzente in der alt gewohnten Arbeit der Executive Secretary, die dann das weitere Berufsleben vor allem von Anna Schwarzenberg bestimmten.

Neu hinzu kam für sie die Zusammenarbeit mit der in Paris gegründeten Florence-Nightingale-Foundation. Diese Stiftung, die vor allem der Ausbildung der Krankenschwestern dienen sollte, wurde in der Zentrale des ICN in Genf verwaltet.

Schon Christiane Reimann hatte dem Präsidium ihren Plan vorgelegt, den Hauptsitz des ICN von Genf entweder nach London, Paris oder Brüssel zu verlegen. Die Größenordnung, die die Zentrale inzwischen erreicht hatte, erforderte weitere Büroräume. Die vielen internationalen Behörden trieben die Mieten im ohnedies teuren Genf in ungeahnte Höhen.

Aber das war nicht der einzige Grund für einen Umzug. Krankenschwestern aus Übersee, die Europa besuchten, verirrten sich in den wenigsten Fällen in das abgelegene und schlecht zu erreichende Genf.

Zusätzlich lagen die Ausbildungsstätten des ICN und später der Florence-Nightingale-Stiftung in Amerika und in Großbritannien. Die Generalsekretärin teilte die Vorstellungen ihrer Vorgängerin. Sie bevorzugte London.

Das Bemühen, sich einzuarbeiten, die übernommenen normalen Aufgaben, das Journal zu betreuen, die Bibliothek einzurichten und vor allem den Kongress von 1937 vorzubereiten, bestimmte den beruflichen Alltag Anna Schwarzenbergs.

Nicht umsonst verweist die Verfasserin der Geschichte des ICN in ihren Ausführungen immer wieder direkt oder indirekt auf das ungeheure Arbeitspensum, das die neue Generalsekretärin zu bewältigen hatte und auch mit unbeschreiblicher Tatkraft bewältigte. 1937 fand der Umzug nach London statt. Der ICN schlug für drei Jahre seine Zentrale in der Palace Street, ganz in der Nähe des Buckingham Palastes, auf.

Der Kongress von 1937 in London wurde den in ihn gesetzten Erwartungen gerecht. Seine Bedeutung unterstrich sicher auch die Tatsache, dass die Princess Royal, Schwester des englischen Königs Georg VI., den Vorsitz übernahm.

Es wurde manch Wichtiges für die Zukunft beschlossen. Vor allem musste das erste Mal bei einem internationalen Kongress Florence Nightingales gedacht werden. Bisher war sie immer durch Grußbotschaften präsent gewesen, die sie regelmäßig zu den großen Treffen schickte. Auch hatte sie mit großem Interesse die immer wieder aufflammenden Gespräche über die Gründung einer Florence-Nightingale-Foundation verfolgt.

Die Laudatio auf die Ikone des Verbands hielt ein früherer Amtsarzt im britischen Ministerium für Gesundheit:

„Miss Nightingales Charakter war wie alle menschlichen Charaktere, ein Gemisch aus Erbschaft und Umgebung … Man behauptet, sie sei widersprüchlich gewesen, schwankend, rechthaberisch, voreingenommen, eigenwillig, intolerant, selbstherrlich, meisterhaft und, in ihrem Fach, ein Zuchtmeister. Nun, 90 Jahre sind eine lange Lebenszeit und ich traue mich zu sagen, dass Miss Nightingale wie der Rest von uns, bei Gelegenheit, jede dieser Eigenschaften besaß. Sie stören mich auf keine Weise. Sie sind alle menschlich, uns allen gemeinsam und bei manchem Armeeführer unvermeidbar … Tatsächlich können wir nur aus etwas Entfernung diese große und herausragende Person messen oder unterscheiden in ihrer Außergewöhnlichkeit, die ihr die Geschichte bescheinigen wird. Alles, was über sie gesagt wird, die tatsächlichen Fakten zeigen, dass sie eine fundierte und mit beiden Beinen fest auf dem Boden der Tatsachen stehende Frau war. Mitund zartfühlend, gewissenhaft, selbstlos, weil selbst geweiht, mit einer großen Begabung für die Dinge der Verwaltung und einem ausgeprägten Sinn für die Pflichten gegenüber Gesellschaft und Staat; und mit einer Seele tief verwurzelt in den unerschöpflichen und beständigen Wahrheiten ihres religiösen Glaubens, immer noch die größte Kraft, die Herzen der Menschen zu bewegen."[93]

Alle Überlegungen während des Kongresses von London scheinen aber im Zeichen des Schlusssatzes gestanden zu haben: „Wir nehmen neue Ideen zur Entwicklung mit nach Hause. Aber das ist nicht von erster Bedeutung. Das ist die Freundschaft, die uns miteinander verbindet. Sie ist die Wurzel des ICN und hält ihn am Leben."[94]

Nach dem Kongress berichtete die Generalsekretärin in einem allgemeinen Rundbrief von ihren und den Schwierigkeiten ihrer Mitarbeiterinnen, sich in dem neuen Umfeld einzugewöhnen.

Das Büro war keineswegs fertig eingerichtet und die Bibliothek wartete darauf, neu eingeordnet zu werden, die allgemeine Korrespondenz war im Verzug. Viele Mitarbeiterinnen waren krank und das englische Klima würde im Winter das Seine dazu beitragen, dass dieser Zustand sich nicht besserte.

Denn obwohl die Räume des neuen Büros sehr angenehm und auch zweckmäßig seien, schien die dort angebrachte Gasheizung dem Klima im Winter in England

---

[93]  Bridges, S. 106: „Miss Nightingale's character was like all human characters, a complex of heredity and environment … It has been said that she was paradoxical, vacillating, opinionated, autocratic, intolerant, prejudiced, self-willed, masterful and, in discipline, even a martinet. Well – ninety years is a very long period of life and I daresay that on occasion, Miss Nightingale manifested, like the rest of us, each of these qualities. They do not disturb me in the least; they are all human, common to us all and in any army leader sometimes unavoidable … In truth we must standoff some distance to measure or differentiate this great and pre-eminent person – for great and entirely exceptional, history will assuredly declare her to be. This at least many be said, the plain facts show that she was a woman of sound and practical common sense, compassionate and tender-hearted, diligent, loyal, self-renouncing because self-dedicated, with a genius for administrative organisation; possessing a high sense of public duty and statesmanship; and with a soul anchored in the inexhaustible and enduring verities of her religious faith and her spiritual experience – still the greatest power on earth to move the minds and hearts of men and women." Mit dieser Beschreibung hätte der Redner auch Tante Anni charakterisieren können.

[94]  Bridges, S, 107: „We are carrying home new ideas for the development, but these are not the first importance. It is friendship with one another that makes and keeps the ICN a living thing."

keineswegs entsprechend zu sein. Man könne nur hoffen, dass sich bis dahin sie selbst und alle Mitarbeiterinnen an die Wetterverhältnisse in England gewöhnt hätten.

Anna Schwarzenberg wies darauf hin, dass die beim Kongress entwickelten Pläne umgesetzt worden seien und demnächst veröffentlicht würden. Anna Schwarzenberg forderte die einzelnen nationalen Vorstände auf, über staatliche Gesetze, Stand der Ausbildung, Wahlen zu den Vorständen und über sonstige Aktivitäten zu berichten.

Auch bemühte sie sich, die Zahl der Abonnentinnen der „Review" von augenblicklich 640 Leserinnen auf 1000 zu erhöhen, damit die verbandsinterne Zeitschrift sich selbst erhielt. Ungefähr 200 weitere Schreiben bezogen sich auf Angelegenheiten der Florence-Nighingale-Stiftung, deren Verwaltung von Genf mit nach London umgezogen war.

Auch begannen schon die Vorbereitungen für den 1944 geplanten Kongress in den Vereinigten Staaten.

Diese vielen Aktivitäten führten dazu, dass das Werk von Alice Pietzcker, Anna Schwarzenbergs früherer Oberin im Rudolfinerhaus, vorläufig beendet werden musste. Die Kontrolle über die Gesundheit der dem Verband angeschlossenen Krankenschwestern in den einzelnen Mitgliedsländern hatte zu 2354 Fragebögen der Zentrale geführt, 1826 waren zurückgesandt und analysiert worden. Nun musste dieses wichtige Werk unterbrochen und auf günstigere Zeiten verschoben werden.

Es fiel Anna Schwarzenberg sicher nicht leicht, ausgerechnet dieses Projekt ihrer verehrten Oberin und Lehrerin zu beenden.

Schon 1938 entwickelte die Schatzmeisterin des ICN Pläne, die Zentrale des ICN in die USA zu verlegen, da sie die Zukunft Europas als wenig hoffnungsvoll einschätzte. Die meisten Damen des Gremiums teilten jedoch ihre Befürchtungen nicht. Sie lehnten eine Übersiedlung nicht nur ab, weil sie zu kurzfristig auf diejenige von Genf erfolgte, sondern auch, weil der Mietvertrag der Büroräume erst 1942 auslief und man daher eine Abschlagssumme zu zahlen hätte.

Im Frühjahr 1939 schien es aber auch der Schatzmeisterin, als hätte sich die politische Lage verbessert. Sie glaubte an die Abmachungen Adolf Hitlers mit Außenminister Anthony Eden im März des Jahres in München und sah von ihrem Vorschlag ab.

Beim Kongress 1937 hatte man beschlossen, dass sich die Mitglieder der Vorstände der einzelnen Mitgliederländer des ICN und der Florence-Nightingale-Stiftung 1939 in London treffen sollten.

Die Generalsekretärin schickte Einladungen für den 5.–7. und 10.–11. Juli heraus und zum nicht geringen allgemeinen Erstaunen konnten von den 29 berechtigten Länder 18 an dem Treffen teilnehmen.

Von diesen Damen waren allerdings viele, was die Zukunft anbelangte, mehr als skeptisch. Die Generalsekretärin verwies auf die Situation geflüchteter Krankenschwestern und erläuterte, dass es Aufgabe des ICN sei, ihnen nicht nur bei der Arbeitsplatzsuche zu helfen, sondern auch, wenn sich dies als notwendig erwies, für ihre Weiterbildung zu sorgen. Aber der ICN sollte auch den geflohenen Schwestern außerhalb ihrer Berufssuche helfen, wo immer dies in ihrem neuen Alltag notwendig war. Woher und warum die Schwestern geflüchtet waren, wird in der Geschichte des ICN nicht thematisiert.

So unterbleibt auch jede Wertung der politischen Zustände in Deutschland und später in ganz Europa. Noch handelte es sich vorwiegend um politische und rassistisch verfolgte Flüchtlinge aus Deutschland, Österreich und der Tschechoslowakei, bald sollte sich das Problem auf fast ganz Europa erstrecken. Anna Schwarzenberg wusste genau, wovon sie sprach, und begegnete den Emigranten aufgrund ihrer eigenen Herkunft auf allen Ebenen und half, wo sie konnte.

Als Hitler 1938 „die Ostmark heim ins Reich geholt" hatte und viele österreichische Flüchtlinge in England ankamen, waren unter ihnen Freunde und Bekannte aus ihrer alten Heimat dabei. Dass sie versuchte, auf ihre Art zu helfen, bestätigt ein Bericht eines dieser alten Freunde:

> „Wir nahmen also eine Einladung der Generalsekretärin des ‚International Councils of Nurses', die in London ihren Sitz hatte, an und fuhren kurz entschlossen zu ihr. Wir hatten kein schlechtes Gewissen, etwa Schmarotzer zu sein, denn unsere Freundin hatte seinerzeit in ihrer offiziellen Eigenschaft Athen besucht und einige Zeit bei uns gewohnt. Es war die Prinzessin Anna Schwarzenberg, Schwester des Fürsten Adolf, geprüfte Krankenpflegerin vom Rudolfinerhaus und bekannt wegen ihrer Tüchtigkeit und unermüdlichen Hingabe im Dienst der Krankenpflege. Nicht weit von Sloane Square, in Whitehead Grove, besaß sie ein gemütliches Heim, nicht so hoch und schmal wie die älteren Londoner Häuser, sodass auch ihre Rosy, eine perfekte Köchin aus der böhmischen Heimat, nicht durch das endlose Klettern über Stiegen, die in London oft fast so steil sind wie Hühnerleitern, erschöpft wurde und ein komfortables Leben ermöglichte.

In diesem Hause nun veranstaltete unsere liebe Gastgeberin uns zu Ehren, um uns den Übergang ins neue Leben so freundlich wie möglich zu gestalten und uns das Gefühl eines „Zuhause" zu geben, eine intime Cocktailparty."[95]

Der österreichische Diplomat Lothar Wimmer erzählt nun, dass zwischen all seinen alten Bekannten auch ein Bekannter der Gastgeberin eingeladen gewesen sei.

„Dieser Herr jedoch hatte am Morgen telefoniert und mitgeteilt, dass er selbst einen ihm nahestehenden Freund vom Kontinent erwarte, der aber begeisterter Nationalsozialist sei und für wenige Tage herüberkomme, um einen Eindruck von England zu gewinnen; ob er ihn trotz dieser politischen Einstellung mitbringen dürfe? Unsere Hausfrau sagte Ja; aber als er abends eintrat, begrüßte ihn Anna Schwarzenberg vor uns allen mit den Worten: ‚Bringen Sie die Leute noch selber um oder sind Sie schon hoch genug im Rang, dass sie nur mehr den Befehl dazu erteilen?'"[96]

Allerdings hatte „diese unverblümte, ganz dem Temperament unserer Hausfrau entsprechende Apostrophierung eines stolzen Nationalsozialisten" bedenkliche Folgen. Der Gast berichtete schon am folgenden Tag in der deutschen Botschaft von dem Vorfall. Der Berichterstatter und seine Frau wurden noch am gleichen Tag aufgefordert, „das Haus dieses Fräulein Schwarzenbergs sofort zu verlassen, nicht einmal die Koffer selbst zu packen und den Verkehr mit dieser Feindin abzubrechen." Lakonisch stellte der ehemalige Botschafter fest: „Dies nicht zu tun, kostete uns nicht die geringste Anstrengung." Allerdings, als er seiner Gastgeberin von dem Vorfall berichtete, zeigte sie sich „nicht nur über dieses Vorgehen entrüstet, sondern in höherem Maße unglücklich über die Möglichkeit, dass ihr selbst durch eine derartige Anzeige eine geplante Reise nach Österreich zum Besuche ihrer … Mutter unmöglich gemacht werden könnte." Der Versuch, festzustellen, ob die Tatsache, dass sie im Besitz eines Schweizer Passes war, sie schützen würde, verneinte der Schweizer Gesandte: „Überall anders, nur nicht im Dritten Reich."[97]
Abschließend fügte der Verfasser hinzu:

---

[95]   Lothar Wimmer: Zwischen Ballhausplatz und Downingstreet, München 1958, S. 19.

[96]   Wimmer, S. 20.

[97]   Wimmer, S. 19/20.

„Nun muß aber schließlich wahrheitsgetreu noch berichtet werden, daß man nach all den vorhergegangenen gefährlichen Drohungen doch von der Angelegenheit nichts mehr hörte, so daß man Jahre nachher zu dem Schluß kommen mußte, die deutsche Botschaft in London habe unsere ‚Verbrechen‘ nicht weitergemeldet, daß sie zwar gedroht hatte, um sich selbst zu decken, aber auch in der Erwartung, uns einzuschüchtern. Die Unterlassung weiterer Schikanen war vermutlich auf den Einfluß der vernünftigeren da konzilianteren Einstellung der deutschen Diplomaten alter Schule zurück zu führen, die zur kritischen Zeit in der Londoner Botschaft arbeiteten."[98]

Diese „deutschen Diplomaten alter Schule" waren zu dieser Zeit der Botschafter Herbert von Dirksen[99], der dem Auswärtigen Amt schon zuzeiten der Weimarer Republik angehört hatte und Botschafter sowohl in Moskau als auch in Tokio gewesen war. Er trat 1939 in die Partei ein und wurde 1940 aus dem Dienst im Auswärtigen Amt abberufen.[100] Er war kein Nationalsozialist und dem später nach dem Attentat auf Adolf Hitler am 20. Juli 1944 hingerichteten Exbotschafter Ulrich von Hassell durchaus vertraut.[101]

Zur gleichen Zeit war an der Botschaft in London Eduard Brückelmeyer tätig. Er wurde 1940 unter Berufung auf den § 74 Beamtengesetz aus dem Auswärtigen Dienst entfernt und 1944 im Zusammenhang mit dem 20. Juli 1944 hingerichtet. Auch er war Hassell keineswegs unbekannt[102].

Ebenfalls später mit Hassell im Widerstand verbunden war Theo Kordt.[103] Er überlebte. Zwei oder drei andere Angehörige der Londoner Botschaft wurden im Laufe der Zeit „aussortiert", da sie mit ausländischen Frauen verheiratet waren. So kann man annehmen, dass es nicht nur die unter Botschaftsangehörigen auch anderer Nationalitäten herrschende Loyalität war, die dazu führte, dass nichts nach Berlin gemeldet wurde.

---

[98]   Wimmer, S. 20.

[99]   Herbert von Dirksen, 1882–1955.

[100]   Mitteilung des AA, Archiv 117–4 (Gerhard Keiber).

[101]   Ulrich von Hassell: Die Hassell-Tagebücher 1938–1944. Aufzeichnungen vom Andern Deutschland (o. J.), S. 110, 242.

[102]   Hassel, S. 350.

[103]   Theodor Kordt, 1893–1962.

Auch im Archiv des heutigen Auswärtigen Amtes[104] befinden sich keine Unterlagen über den Vorfall. Anscheinend dachte niemand daran, den Vorfall zu melden und damit der Gestapo in die Hände zu spielen.

Anna Schwarzenberg sollte übrigens noch einmal in das Leben Wimmers hilfreich eingreifen, als es darum ging, für den entlassenen Botschafter eine Beschäftigung zu finden. Nicht nur die Sorge um die finanzielle Existenz, also letztlich die Sorge um das tägliche Brot, bedrückte das Leben vieler, die in der Emigration leben mussten.

Die Tatsache, ohne Aufgabe zu sein und damit letztlich dem Gefühl der Nutzlosigkeit anheimzufallen, war mindestens finanziell so belastend wie psychisch gefährlich. Dies war den Emigranten durchaus bewusst und vor diesem Hintergrund muss man Anna Schwarzenbergs „hilfreiches" Eingreifen verstehen.

Einer seiner alten Freunde, Albrecht Graf von Bernstorff,[105] hatte dem geflohenen österreichischen Exbotschafter Lothar Wimmer geraten, „die Zeit zu etwas auszunützen, wozu ich imstande wäre und das dazu beitragen könnte, dem österreichischen Gedanken zu helfen, also ein Buch zu schreiben."[106]

Wimmer sah in diesem Plan nur eine Schwierigkeit. Es fehlte ihm ein ganzes Paket privater Briefe, die er bei seiner Abreise aus Belgrad 1938 seinem ungarischen Kollegen mit der Bitte um Aufbewahrung übergeben hatte.

Als er ihm nun mit der Bitte nach Budapest schrieb, ob es ihm nicht möglich sei, die Briefe in die Schweiz zu senden, erhielt er eine erstaunliche Antwort: Das sei leider nicht möglich und er habe auch wegen dieser Briefe Unannehmlichkeiten mit seiner eigenen Regierung gehabt.

Als er die Briefe mit der Amtskasse, in der er sie aufbewahrt hatte, seinem Nachfolger übergab, „habe man dieses Konvolut beanstandet und an das ungarische Ministerium des Äußeren abgeliefert, ihm aber bedeutete man, dass er ein derartiges Depot des ehemaligen österreichischen Gesandten nie hätte übernehmen dürfen."

Wimmer berichtet weiter: „Ich fand diese Vorgangsweise seitens eines damals formell doch noch nicht ganz unter der deutschen Diktatur stehenden ungarischen

---

[104]   Mitteilung des AA, Archiv 117–4 (Gerhard Keiber).

[105]   Albrecht Graf von Bernstorff, 1860–1945, wurde mit meinem Vater als letzter Gefangener im Auftrag der Gestapo aus dem Lehrter Gefängnis in Berlin geholt und von der SS ermordet.

[106]   Wimmer, S. 54.

Ministeriums nicht so, wie man es von der ritterlichen ungarischen Nation erwarten durfte."

Als er Anna Schwarzenberg von dem Vorfall berichtete, habe sie – energisch wie immer – sofort erklärt: „Das werden wir doch sehen." Sie habe dann einen Brief „an die Gattin des damaligen Außenministers Graf Teleki, mit der sie verwandt war und offen reden konnte," abgeschickt.

Einige Wochen später erhielt Herr Wimmer eine Einladung zu einem Essen beim ungarischen Gesandten in Bern. Er berichtete: „Das Déjeuner war ausgezeichnet, aber es war nur zu dem Zweck veranstaltet worden, um mir die Briefe (…) und Aufzeichnungen zu überreichen."[107]

Mit dem fortschreitenden Jahr 1939 verdichteten sich die politischen Wolken nicht nur über Europa: Anna Schwarzenberg hatte noch versucht, ihren Mitarbeiterstab unter Verweis auf die vielen Aufgaben, die es zu erledigen galt, zu vergrößern. Ihr wurde im Frühjahr 1939 eine Assistentin zugebilligt, die auch ihren Dienst antrat.

Kaum war die neue Kraft einigermaßen eingearbeitet, trat die Generalsekretärin eine Reise nach Südafrika an, um am Silberjubiläum der dortigen Schwesternvereinigung teilzunehmen. Auf ihrer Hinreise überraschte sie auf ihrem Schiff der Ausbruch des Zweiten Weltkrieges. Das Silberjubiläum war abgesagt worden und die Reisende gab den ursprünglichen Plan, weiter nach Indien zu reisen, auf.

Sie trat nach einer Woche in Kapstadt die Rückreise nach England an. Zurückgekehrt besuchte sie kurz das Büro des ICN, das von London nach Birmingham übersiedelt war. Personell war ihre „Gefolgschaft" aufgrund der kriegerischen Ereignisse stark zusammengeschrumpft.

---

107 Wimmer, S. 55.

# Kolonialistische und rassistische Vorstellungen im ICN

Als der ICN seinen Mittelpunkt noch in England besaß, waren seine Ansichten sehr vom britischen Kolonialismus geprägt. Diese Einstellung festigte zusätzlich ein ausgeprägter Eurozentrismus, der sich mit dem Missionsauftrag des Christentums verband. Die im Glauben und der eigenen Kultur fest verankerten Europäer sahen ihre Aufgabe darin, das jeweilige Kolonialland zu regieren und seine Einheimischen zu kultivieren, was nicht immer mit dem Bestreben gleichzusetzen war, die Eingeborenen im Laufe der Zeit in die Eigenverantwortung zu entlassen. Das traute man ihnen eigentlich nicht zu.

Mit den Europäern sah es für die Engländer etwas anders aus, sie waren weiß und sie waren ebenbürtig. Von den Einheimischen in den Kolonien im Orient, in Asien und Afrika und den Farbigen auf dem amerikanischen Erdteil entstand ein ganz anderes Bild. Hier wurde die einheimische Bevölkerung, auch weil sie andersfarbig war, „beherrscht."

Bei ihrer Reise in den Nahen Osten im Jahre 1936 war Anna Schwarzenberg diesen Einstellungen an vielen Stellen, auch im Gesundheitswesen, begegnet. Sie hatte sie, wenn auch nicht sehr kämpferisch, doch sehr deutlich angesprochen.

Dass sich hinter diesen heute vordergründig angreifbar erscheinenden patriarchalischen und rassistisch erscheinenden Beweggründen auch viel Idealismus verbarg, darf nicht geleugnet werden. Man muss die politische Großwetterlage mit einbeziehen.

In vielen Dominion- und Kolonialländern wurde nicht nur der Wunsch unter den Eingeborenen laut, sondern das Bestreben auch vorangetrieben, sich vom sogenannten Mutterland zu lösen. Das Commonwealth stand in Gefahr auseinanderzudriften.

Gerade in dem Bericht in der ICN Publikation über Indien wird die englische Verbitterung über diese Entwicklung deutlich: „Der indischen Krankenschwester geht es darum, aufzustehen und das Land zu besitzen. Wo indische Schwestern so weit sind, verantwortungsvolle Posten einzunehmen, haben sie genug Möglichkeiten."[108]

Hier klang es wieder durch, dass auf allen Gebieten und für alle Forderungen nach Selbstverwaltung beliebte Argument der ausklingenden Kolonialzeit: Die Einheimischen, egal ob rot oder schwarz, waren einfach nicht in der Lage, eine Selbstverwaltung zu übernehmen. So wäre es unverantwortlich gewesen, sie in eine angebliche Freiheit zu entlassen, die sie total überforderte.

1926 galt zum Beispiel von den Maories in Neuseeland auch in der Krankenpflege die allgemeine Auffassung: „Er [der Maori] ersteht aus seiner rassischen Kindheit und obwohl er sehr intelligent ist, muss er mit Beharrlichkeit und Strenge geführt werden."[109] Spezielle weiße Krankenschwestern kümmerten sich dort um die einheimischen Patienten, sie wurden „Maorischwestern" genannt. Für die weiße Bevölkerung gab es die sogenannten „district nurses", die selbstverständlich weiß waren.

In vielen der französischen und englischen Kolonien lag die Gesundheitspflege in den Händen christlicher Missionsstationen. Deren Bedeutung darf in den Ländern mit einer vorwiegend muslimischen und hinduistischen Bevölkerung nicht unterschätzt werden.

Gerade das Indien der frühen 1930er-Jahre ist hier ein gutes Beispiel. Weder die Hindufamilien noch die muslimischen Familienväter erlaubten ihren Frauen eine aushäusige Tätigkeit. Auch ließen im Falle einer Geburt diese Familien an vielen Orten nur farbige Hebammen zu. Das verhinderte natürlich auf weiten Gebieten das Entstehen eines von Eingeborenen getragenen Gesundheitswesens.

Da diese Religionsgemeinschaften ihren Frauen keine aushäusigen Tätigkeiten erlaubten, kamen zum Beispiel noch während des Zweiten Weltkrieges in Indien 80 Prozent aller Krankenschwestern aus der christlichen Minderheitsbevölkerung. 90 Prozent aller einheimischen Krankenschwestern waren damals in christlichen Schulen ausgebildet worden. Dieser Bericht weist darauf hin, dass alle großen Krankenhäuser von englischen oder amerikanischen

---

[108] Barbara L. Brush, Joan E. Lynough u. a.: Nurses of All Nations. A History of the International Council of Nurses 1899–1999, Piladelphia 1999, S. 102: „It remains for the Indian nurse to rise up and possess the land. Where there are Indian nurses ready to take responsible positions they have ample oppurtunities."

[109] Brush, S. 101: „He is emerging from race childhood and although highly intelligent he must be treated with consistency and firmness."

Schwestern geleitet wurden. Wohl gab es kleine Hospitäler, deren Leitung in einheimischen Händen lag.

In den frühen 1930ern hieß es in der Verbandszeitschrift über die Bantus in Südafrika, sie hätten eine primitive Mentalität und würden an Zauberkräfte glauben. Der Verfasser, ein Anthropologe[110], leitete davon die Aufgabe der Europäer ab, diese „Eingeborenen" zu christianisieren:

> „Wir Europäer, die reflektieren und auf den Grund gehen, haben Erfahrung mit unwahrscheinlicher Not, müssen logisch denken. Der Bantu denkt nicht rational, weiß nichts von Logik, hinterfragt Dinge nicht. So kann er die kleinste Krankheit, selbst wenn es nur Zahnschmerz ist, als von Zauberkraft ausgelöst betrachten."[111]

Daraus folgerte der Anthropologe:

> „Wir müssen ihnen helfen, sich von dem täglichen Terror und der Furcht von unbekannter okkulter Kraft, die sie umgibt, zu lösen und ihr Schicksal an die wahrhaftigen Wurzeln des Christentums zu binden, das unsere Furcht trägt."[112]

Ein anderer Autor, ein Arzt, forderte mehr Krankenhäuser für die Eingeborenen und entsprechend christliche Krankenschwestern, um die allgemeine Moral unter den Eingeborenen in Südafrika zu heben. Da es ihm nur um die Moral ging, vergaß er, medizinische Hilfsmittel anzufordern.

Noch 1937 lagen alle Leitungsfunktionen in den großen Krankenhäusern Südafrikas, ebenso wie bei dem südafrikanischen Council of Nurses, in weißer Hand und prozentual gelang es nur ganz wenigen einheimischen Krankenschwestern,

---

[110] Brush, S. 103.

[111] Brush, S. 104: „We Europeans who reflect and reason, experience an irresistible need to understand everything, to be logical. The Bantu does not reason, knows nothing of logic, does not examine things. He can therefore believe that even the smallest malady, if it be a cold or toothache, is caused by witch craft."

[112] Brush, S. 103: „We must help them to emerge from the daily terror and fear of the unknown occult power around them, and ground their faith on the true foundations of Christianity, which casts our fear."

eine Qualifikation zu erhalten, die sie zur persönlichen Mitgliedschaft im nationalen CN berechtigt hätte.

Vor diesem Hintergrund wird deutlich, wie informativ eine Reise Anna Schwarzenbergs durch Südafrika und Indien gewesen wäre. Der Ausbruch des Zweiten Weltkrieges zwang sie, die Reise schon nach einer Woche in Südafrika abzubrechen und die Heimreise anzutreten.

Das Thema rassisch und politisch verfolgter Flüchtlinge aus Europa spielte in der ersten Geschichte des Verbands von 1967 überhaupt keine Rolle. In der zweiten, 1999 veröffentlichten, Bestandsaufnahme wiesen die Verfasser nur lakonisch darauf hin, dass sich die Generalsekretärin Fräulein Schwarzenberg sehr für Flüchtlinge eingesetzt habe.

Präsidentin Lloyd Still vertrat zu ihrer Zeit die feste Meinung, die Mitglieder des ICN hätten die einzige Aufgabe „sich loyal zu ihrem Land, ihrer Berufung und ihrer Weiblichkeit zu verhalten."

Wie die Chronistin des ICN feststellte, bewies der Bericht der Präsidentin 1939 eine gewisse Realitätsferne. Am Beispiel einer Bemerkung über chinesische Zustände untermauert die Berichterstatterin ihre Behauptung:

> „Aus China und Japan (die schon drei Jahre miteinander Krieg führten) sind Briefe gekommen, die uns stolz machen auf die Arbeit, die unter Gefahr und Entbehrung von den Schwestern in beiden diesen Ländern geleistet wurde ... an keiner Stelle war da die Rede von Feindschaft oder Verbitterung auf Seiten der Schwestern – sondern nur sorgenvolle Gedanken für die, die leiden, und das Bestreben, ihren Nöten zu begegnen."[113]

Sie verwies darauf, dass in den Ausführungen auch betont wurde, dass die Schwestern im ICN mit seinen 30 eng verbundenen Mitgliedsländern der je eigenen Nation klar machen könnten, dass geringfügige Probleme keine solche Bedeutung gewinnen dürften, diese allgemeine Verbundenheit zu beschädigen. Wie bei allen menschlichen Wesen gäbe es auch im ICN unterschiedliche Meinungen und Vorstellungen der Einzelnen von geringfügigen Problemen, aber sie alle stünden zusammen, wenn es sich um die Einstellungen handle, die zählten und für die die Organisation stehe.

---

[113]  Brush, S. 115.

Die Haltung der Präsidentin des ICN war in den nun anbrechenden Zeiten, zum Beispiel in Deutschland und später in den von den Deutschen besetzten Ländern, eigentlich nicht durchzuhalten und hält durchaus dem Vorwurf stand, hier sei weggeschaut worden. Es steht zu vermuten, dass, entsprechend ihrer sonstigen Haltung, Anna Schwarzenberg diese doch sehr farblose und unverbindliche Rede nicht zu verantworten hatte.

Der ICN war keineswegs der einzige Verband, der sich hinter seine Haltung zurückzog, um keine Stellung beziehen zu müssen. Das zeigt unter anderem nicht zuletzt die Geschichte des Internationalen Roten Kreuzes. Das Rote Kreuz formulierte letztlich seine Aufgaben als Sorge um verwundete oder in Kriegsgefangenschaft geratene Soldaten. Das bekamen vor allem die Juden zu spüren, denn bei aller Fürsorge für einzelne Flüchtlinge und in den KZ festgehaltene Gefangene gab es weder Proteste noch ernst zu nehmende Versuche, hier ein Mitspracherecht zu erzwingen. Gerald Steinacher beendet sein Buch „Hakenkreuz und Rotes Kreuz" mit dem Hinweis, dass man in solchen Situationen die Verantwortung für die Menschlichkeit nicht nur den offiziellen „Humanitariern" überlassen dürfe, sondern auch die Öffentlichkeit gefordert sei. Die Geschichte, auch die des Nationalsozialismus, lehrt, dass diese Art der Öffentlichkeit zunächst immer nur dank furchtloser Einzelpersonen hergestellt werden konnte. Anna Schwarzenberg dürfte in ihrem Verband diese Aufgabe übernommen haben.

Anna Schwarzenberg kannte den Benediktinerpater Pater Odo, den früheren Carl Alexander Herzog von Württemberg. Sein Lebenslauf während der Zeit des Nationalsozialismus sagt eine Menge über den deutschen Versuch aus, auch im Ausland die Juden auszurotten. Pater Odo war im Jahre 1934 in die Schweiz ausgewandert und arbeitete dort, wie auch später in den USA, in der Katholischen Internationalen Flüchtlingshilfe. 1936 wurde er in Deutschland ausgebürgert. 1940 aus der Schweiz ausgewiesen, wanderte er in die Vereinigten Staaten aus. Über dieses scheinbar erstaunliche Verlangen der Schweiz könnte ein viel älterer Artikel im *Völkischen Beobachter* über die Konferenz in Evian-les-Bains vom 6. bis zum 15. Juli 1938 indirekt Aufschluss geben.

Nachdem der *Völkische Beobachter* berichtet hatte, dass es „allerdings kein jüdischer Kongress (war), sondern eine Konferenz von Regierungen, die sich darüber klar werden wollten, wie man die aus Deutschland abgewanderten und noch abwandernden Juden unterbringen soll",[114] hieß es weiter: „Daß die Katholische Kirche durch einen Geistlichen vertreten war, der sich Odo nannte und die gegen das Dritte Reich arbeitende internationale Presse eifrig informierte, war ein bezeichnendes Symptom." Und:

> „Mit der Gräuelpropaganda wäre es z. B. gar nichts gewesen, wenn sich nicht einige jüdische Journalisten, die in neutralen Ländern Gastfreundschaft genießen, angestrengt hätten mit Unterstützung gewisser amerikanischer Delegierten aus dieser Konferenz ein Maximum an antifaschistischer Hetze herauszuholen. Die meisten Regierungsvertreter, das muss zu ihrer Ehre gesagt werden, verhielten sich diesen Treibereien gegenüber ablehnend und waren darauf bedacht, in ihren eigenen Kundgebungen jede Polemik gegen Deutschland zu vermeiden."

In diesen wenigen Sätzen der nationalsozialistischen Pressemeldung verbirgt sich eine ganze Phalanx von Ausblendungen, ja Beteiligungen am Elend der Juden von Politik und Verbänden. Gerade die Einstellung des Internationalen Roten Kreuzes mit seinem Sitz in der neutralen Schweiz und seiner Verflechtung in die Schweizer Politik wird überdeutlich.[115] Die schweizerische Außenpolitik wurde von der Angst vor einem möglichen Einmarsch der Deutschen bestimmt. Dazu wollte man unter keinen Umständen einen Anlass liefern.

So dürfte Pater Odo mit seinen Kenntnissen über die Verfolgung der Juden in Deutschland, die er auf jede nur mögliche Art versuchte, publik zu machen, der Politik der Schweizer Regierung im Wege gewesen sein. Da dieses Bestreben nicht ganz ohne Kollaboration abging, könnte man seine Ausweisung aus der Schweiz sogar auf das Betreiben der Nationalsozialisten zurückführen. Seine Geschichte ist ein kleiner Ausschnitt der Vorgänge in der damaligen Politik.

Nun war es nicht so, dass der Vorstand des ICN nicht über die politischen Zustände orientiert gewesen wäre. Wie mit diesen Erkenntnissen umgegangen wurde,

---

[114]  Götz Aly, Hans-Dieter Kreikamp, Hartmut Weber (Hrsg.): Die Verfolgung und Ermordung der europäischen Juden durch das nationalsozialistische Deutschland 1933–1945, Band 2: Deutsches Reich 1938–August 1939, Berlin 2009, Do. 64.

[115]  Gerald Steinacher: Hakenkreuz und Rotes Kreuz. Eine humanitäre Organisation zwischen Holocaust und Flüchtlingsproblematik, Wien 2013.

kann man gut dokumentiert den Beschreibungen der zweiten Jubiläumsschrift entnehmen.

Nach der sogenannten Machtergreifung durch die Nationalsozialisten gab es zunächst noch in Deutschland mehrere Verbände, in denen sich Krankenschwestern organisieren konnten: einen für die Schwesternschaft des Roten Kreuzes, je einen für katholische und evangelische Krankenschwestern sowie einen neuen Verband für die nationalsozialistischen Schwestern, die sich vor allem für die „Volksgemeinschaft" einsetzten.

1937 erlitten diese Krankenschwesternvereinigungen das Schicksal aller Verbände und Vereine, die irgendwie von Bedeutung waren: Sie wurden in eine neu gegründete NS-Organisation überführt. Die Schwestern waren gezwungen, den Eid auf den Führer abzulegen, der das nationalsozialistische Verständnis der Wohlfahrtspflege und der sogenannten „Deutschen Heilkunde" widerspiegelte:

> „Ich schwöre meinem Führer Adolf Hitler unverbrüchliche Treue und Gehorsam. Ich verpflichte mich an jedem Platz, an den ich gestellt werde, meine Aufgaben als nationalsozialistische Schwester treu und gewissenhaft im Sinne der Volksgemeinschaft zu erfüllen, so wahr mir Gott helfe."[116]

Mit diesem Schwur verabschiedeten sich die deutschen ICN Mitglieder grundlegend von den Idealen ihres alten Verbandes, der nicht die Volksgemeinschaft in den Mittelpunkt der Pflegebestrebungen setzte, sondern den Patienten.

Wenn diese Tatsache vielleicht nicht allen Beteiligten des ICN einleuchtete, Anna Schwarzenberg war sich durchaus bewusst, wie sehr in dem Begriff „Volksgemeinschaft" die ihr nur zu bekannten Vorstellungen von Rassismus und Euthanasie enthalten waren. Übrigens, die jüdischen deutschen Krankenschwestern mussten diesen Eid nicht schwören, denn sie hatten zu diesem Zeitpunkt gesetzlich gar nicht die Chance, in die neue Schwesternschaft aufgenommen zu werden. Der ICN verlor mit Deutschland eines seiner drei Gründungsländer, das seinerzeit die dritte Präsidentin des Verbandes gestellt hatte. Der ICN selbst nahm öffentlich keine Stellung zu diesen Vorgängen.

---

[116]   Brush. S. 115.

# Kriegsausbruch und Aufenthalt in Spanien

Der Zweite Weltkrieg brach am 1. September 1939 aus. Das Präsidium hatte den Umzug der Zentrale in die Vereinigten Staaten, die damals ja noch neutral waren, beschlossen. Allerdings stand der Zeitpunkt noch nicht fest.

Anna Schwarzenberg bat aus privaten Gründen um eine Beurlaubung als Executive Secretary des International Councils of Nurses für die Zeit, die sie benötigte, ihre persönlichen Dinge zu ordnen. Ihrem Ansuchen wurde stattgegeben. Sie reiste zunächst nach Österreich und dann weiter nach Spanien. In einem ihrer Lebensläufe für die Einbürgerung in die USA gab sie als Grund für ihren Aufenthalt an, dass sie dort Hilfe leisten wollte.

Für das Jahr 1940 erklärte Anna Schwarzenberg in dem schon erwähnten Lebenslauf, dass sie zeitweilig in Madrid als Privatsekretärin von Mrs. Alexander Wilbourne Weddell,[117] der Frau des damaligen amerikanischen Botschafters in Spanien, tätig war.

Mrs. Weddell, durch eigenes Vermögen finanziell gut gestellt, war dem Roten Kreuz eng verbunden. Für ihre Tätigkeiten im Rahmen dieses Verbandes beschäftigte sie in Spanien bis zu vier Mitarbeiterinnen, die nicht der Botschaft zugeordnet waren, sondern ihr privat zur Verfügung standen und daher auch von ihr bezahlt wurden.

Wie Anna Schwarzenbergs Kontakt zu der Frau des amerikanischen Botschafters zustande kam, ist nicht bekannt. Aber da ja immer eine feste Verbindung zwischen dem International Council of Nurses und dem Internationalen Roten Kreuz bestanden hatte, könnte sie zumindest, wenn auch nicht persönlich, vom Hörensagen Mrs. Weddell bekannt gewesen sein.

Auf jeden Fall war die amerikanische Botschaft zu dieser Zeit ein hoch interessanter Ort. Sowohl die amerikanische als auch die britische Botschaft in Madrid waren für die Außenpolitik beider Länder in diesen Jahren von größter Bedeutung.

---

[117] Mrs. Alexander Wilbourne Weddell, 1874-1948.

Hier liefen alle Fäden zusammen, die dem Bemühen galten, die Neutralität Spaniens gegenüber den Achsenmächten zu erhalten.[118]

Solange die Deutschen siegten, ließ Franco immer wieder Befürchtungen aufkommen, er werde sich doch noch den kriegführenden Achsenmächten, also Deutschland, Italien und Japan, anschließen. Daher mussten immer wieder neue Zugeständnisse seitens der westlichen Alliierten gemacht werden, um Franco von der Verwirklichung dieses Planes abzuhalten. Dabei spielten auch amerikanische Getreidelieferungen unter der Flagge des Roten Kreuzes eine große Rolle.

Es ist kaum anzunehmen, dass Anna Schwarzenberg, die hier ja inmitten des Geschehens saß, bei aller diplomatischen Geheimhaltung, von all diesen Bemühungen überhaupt nichts mitbekam. In einige Aktivitäten der Botschaft dürfte sie sogar mit einbezogen gewesen sein. In ihrem späteren Lebenslauf erwähnt sie ihre Hilfstätigkeit im Konzentrationslager Miranda und bei einer Flutkatastrophe in der Nähe von Barcelona.

Botschafter Weddel hatte nicht nur den Auftrag, den Eintritt Spaniens in den Zweiten Weltkrieg zu verhindern. Der spanische Bürgerkrieg[119] lag ja noch nicht weit zurück und daher gab es immer noch Probleme mit Spaniens Regierung zu regeln, die aus dieser Zeit stammten.

Dazu gehörten vor allem die Gefangenen, also alle diejenigen, die im Bürgerkrieg gegen die Faschisten Francos gekämpft hatten und nun in den zahlreichen Konzentrationslagern saßen, die 1936 von den Falangisten errichtet und zum Teil erst 1947 wieder aufgelöst wurden.

Diese Lager waren nach deutschem Vorbild aufgebaut. Miranda de Ebro, das berüchtigtste unter ihnen, wurde zu Anna Schwarzenbergs Zeiten sogar von einem deutschen SS-Mann geleitet.

Sympathisanten, vor allem der republikanisch-linksorientierten Seite, hatten sich aus allen Ländern der Welt aufgemacht, um im spanischen Bürgerkrieg mitzukämpfen. Wer denkt da nicht zum Beispiel an Ernest Hemingway!

---

[118]  Vgl. Denis Smith: Diplomacy and Strategy of Survival. British Policy and Franco's Spain. 1940–41, New York 1986.
Andrew Buchanan: American Grand Strategy in the Mediterranean during World War II, New York 2014.
Thomàs, Joan Maria: Roosevelt and Franco during the Second World War. From the Spanish Civil War to Pearl Harbour, New York 2008.

[119]  Der spanische Bürgerkrieg von Juli 1936 bis April 1939.

Nach dem Sieg Francos wurden die Kämpfer als Gefangene, ungeachtet ihrer Nationalität, in die verschiedenen Konzentrationslager eingewiesen. Botschafter Weddell hatte neben seinen anderen Aufgaben auch den Auftrag, sich um die Gefangenen mit amerikanischer Staatsangehörigkeit zu kümmern und ihre Freilassung zu erreichen. Gerade den politischen Gefangenen ging es besonders schlecht, sowohl was ihre Ernährung, aber auch die Schwere der Arbeit anging, zu der sie eingesetzt wurden.

Anna Schwarzenbergs kurzer Hinweis zu ihrer Tätigkeit in diesem Lager legt die Vermutung nahe, dass sie auch an diesem Aufgabenbereich der Botschaft Anteil hatte. Über ihren Aufenthalt in Spanien ist weder aus dem privaten noch aus dem beruflichen Leben Anna Schwarzenbergs viel bekannt. In Anna Schwarzenbergs Familie wurde gemunkelt, sie sei einem jüdischen Arzt nachgereist, den sie sehr geliebt habe, der aber seinerseits nichts von ihr wissen wollte. Auch für diese Vermutung fehlt jeder Hinweis oder gar Beweis.

Anna Schwarzenberg identifizierte sich Zeit ihres Lebens mit dem Schicksal der Juden. Als sie einmal in den USA ein Schild vor einem Schwimmbad sah, auf dem stand „for Jews only" ging sie dort schwimmen mit der Begründung: „Dafür sind wir nicht von Zuhause weggegangen!"

Dass allerdings die Zeit für sie in Spanien alles andere als einfach war, lässt eine Weihnachtskarte vermuten, die Anna Schwarzenberg viele Jahre später an ihre damalige Arbeitgeberin schrieb. In wenigen Zeilen bedankte sich Anna Schwarzenberg für die große Hilfe, die ihr, wohl ohne es zu wissen, Mrs. Weddel in einer der schwersten Zeiten ihres Lebens gewesen sei.[120]

---

[120] Undatierte Karte bei Virginia Historical Society, Richmont, Virginia.

# Amerika und wieder International Council

In ihrem schon zitierten „Curriculum vitae", der wohl ihren Einbürgerungsantrag in die USA einleiten sollte, gibt Anna Schwarzenberg als „vorherige Wohnsitze" Österreich, Tschechoslowakei, England, Frankreich, Italien, Spanien und die Schweiz an.

Manches dieser Länder hatte zunächst mit ihrer Ausbildung und ihrem Beruf zwischen den Kriegen zu tun. Aber ab 1938 verbergen sich in diesen Ortsangaben Stationen ihrer Emigration und damit der Verlust des Kontaktes zu ihrer Familie und den Heimatländern Österreich und Tschechoslowakei.

1941 wanderte Anna Schwarzenberg aus Spanien in die USA ein. Sie studierte am Kolleg für Lehrer an der Columbia University mit einem Clara-Noyes[121]-Stipendium des amerikanischen Roten Kreuzes. 1942 beendete sie ihre Studien mit einem Hochschulabschluss.

Zunächst leitete sie ein Jahr lang die Schwesternschaft in einem kleinen Hospital in Massachusetts. Von 1942–1943 stand sie der Schwesternschule am St. Luke's Hospital in New Bedford, Massachusetts, vor. Dann übernahm sie die Aufsicht über die Nachtwache im St. Francis Hospital in New York. Denkt man an Karolina Lanckorońskas Nachruf zurück, müsste Anna Schwarzenberg eigentlich überglücklich gewesen sein, dass sie wieder „auf Station" arbeiten durfte. Doch am 1. September 1943 kehrte Anna Schwarzenberg zur großen Freude aller Offiziellen auf ihren alten Posten als Executive Secretary des International Council of Nurses zurück. Ihre Vorgängerin hatte geheiratet.

Der ICN hatte, dank der großen Fähigkeiten seiner Präsidentin und der damaligen Generalsekretärin, trotz des schnellen Umzugs von London in die USA und daher vieler verloren gegangener Unterlagen, die bisherige Kriegszeit gut überstanden. Der Hauptsitz des Verbandes befand sich in New Haven, Connecticut. Für Anna

---

[121] Clara Dutton Noyes, 1869–1936, die Florence Nightingale des Ersten Weltkrieges in Amerika.

Schwarzenberg gab es viel zu tun. Nicht zuletzt war die finanzielle Lage des ICN alles andere als einfach. Der Kontakt mit vielen der Mitgliedsländer war total abgerissen. Da die finanziellen Belange zusätzlich immer noch von der Schatzmeisterin nicht weit von London entfernt abgewickelt wurden und dort zusammenflossen, war die Verbandstätigkeit durch den erforderlichen Geldtransfer sehr erschwert. Daher übernahmen die Schwesternorganisationen in Amerika große Teile der Kosten des ICN. Ihre Abgaben transferierten sie sowieso nicht mehr nach London. Die durch die kriegerischen Vorgänge abgeschnittenen einzelnen Mitglieder und die Mitgliedsverbände wurden gebeten, ihre finanziellen Verpflichtungen bei den Banken ihrer Länder einzuzahlen.

In der Zentrale schmiedete man Pläne für einen Kongress im Jahr 1945 in den USA. Der geplante Kongress fand nie statt, denn aufgrund der Auswirkungen des Krieges konnten die einzelnen Delegaten weder die Reise nach Amerika bezahlen, noch konnten die wenigsten damit rechnen, eine Reiseerlaubnis oder gar ein Visum zu erhalten. So einigte man sich nun auf 1946 in London.

Der Neuanfang in New Haven dürfte Anna Schwarzenberg beruflich weniger schwergefallen sein als privat, wie ein Brief an Alma Mahler-Werfel vom 26. April 1942 vermuten lässt:

> „Sie beide fehlen uns sehr. Sie kommen doch bestimmt wieder her? D.H. was nützt mir denn das, ich bin auf der Stellenjagd und weiß Gott wohin mich das verschlagen wird – ich habe ganz bissl Angst, wieder die winzigen Wurzeln, die über den Winter wieder in N.Y. und unserer kleinen Wohnung gewachsen sind – zum x ten Mal herauszureißen und wieder ganz vom Frischen unter fremden Menschen anzufangen."

Doch gleich fügt sie hinzu: „Aber wozu jammern, wenn die Zeit da ist, ist ja die Kraft zu allem Nötigen auch vorhanden – nur wird man müd!"[122]

Schon 1944 erwies sich der Standpunkt der Zentrale in New Haven zusehends als unzureichend und so übersiedelte man, sicher zu Schwarzenbergs großer Freude, nach New York. Anna Schwarzenberg stürzte sich von Anfang an mit gewohnter Tatkraft auf die alten, neuen Aufgaben. Erhaltene Unterlagen lassen vermuten, dass

---

[122]  Kislak Center for special Connections, rare Books and Manuscripts, University of Pennsylvania, MS Coll 575, folder 1119, Schwarzenberg, Anna 1942, 1945.

sie sich in ihren Bemühungen vor allem der Zukunft des ICN zuwandte und dazu feste Vorstellungen entwickelte.[123]

Während des nationalen Kongresses der Krankenschwestern in Montreal, Kanada, hielt die Generalsekretärin einen Vortrag über die zukünftigen Aufgaben des ICN. Auf sie sollten sich, nach ihrer Auffassung, der Verband und seine Mitglieder schon während des Krieges vorbereiten. Ihr konkreter Vorschlag lautete, dass es für die Schwestern erforderlich werde, sich Fremdsprachen anzueignen. Die einzelnen Landesverbände, aber vor allem der ICN sollten ihre Lehrpläne darauf einstellen. Das gelte besonders für die Programme der Florence-Nightingale-Stiftung.

Die Generalsekretärin wies darauf hin, dass die Schwestern Spanisch lernen sollten. Dieser Überlegung lag zugrunde, dass Krankenschwesternvereinigungen aus mehreren Staaten Südamerikas um Aufnahme in den ICN gebeten hatten. Im Abschlussbericht über diese Tagung wird auch festgehalten, dass die Generalsekretärin des ICN nach Südamerika in diese Länder reisen sollte.

Nicht alle kanadischen Kongressteilnehmerinnen begeisterten sich für das neue Sprachenlernprogramm. So schreibt in der kanadischen verbandseigenen Zeitschrift eine Berichterstatterin über den Ablauf des Kongresses etwas boshaft, dass die Generalsekretärin Gott sei Dank nicht von ihnen verlangt hätte, Chinesisch zu lernen. Das sei ihr doch für die Schwestern als etwas zu schwer vorgekommen.

Ihr Fremdsprachenprogramm bezog sich allerdings nicht auf das weit entfernt liegende China, sondern auch auf das kriegsgeschüttelte Europa. Schwarzenberg verwies darauf, dass die in der Pflege der Verwundeten auf den europäischen Kampfgebieten eingesetzten Schwestern im Falle eines Waffenstillstandes die Ersten sein dürften, die mit den anderen Opfern der Kriegsfolgen zu tun haben würden.

So dürften Schwestern aus Übersee direkt nach dem Krieg aus Europa angefordert werden, um sich des Heeres von Verwundeten, Flüchtlingen, Hungernden und an den Folgen von Epidemien Leidenden anzunehmen.

Anna Schwarzenberg wusste bekanntlich, wovon sie sprach: Sie hatte ja das Ende des Ersten Weltkriegs als gerade Erwachsene genauso erlebt wie den Zusammenbruch des Habsburger Reiches.

So waren es ihre eigenen Erfahrungen, die sie dazu befähigten, sich mit der Zukunft des ICN nach Beendigung des Krieges auseinanderzusetzen. Vor allen Dingen ging es ihr aber auch darum, dank der Aufgaben in Europa und wegen der

---

[123] *The Canadian Nurse*, Vol. 40, Band 1, 1944.

voraussichtlich nun zahlreich aus Südamerika in den Verband strömenden neuen Mitglieder, auf die Notwendigkeit zu verweisen, sich sehr deutlich die Werte bewusst zu machen, auf denen die Gesinnung und das Handeln der einzelnen Krankenschwester im ICN fußte.

Die Generalsekretärin gab diese ethische Haltung wieder vor, wie seinerzeit 1934 in dem Artikel des *Nosokomeion*. In den neuen Ausführungen sparte sie sich die direkten Verweise auf die christliche Herkunft der ethischen Haltung im Pflegeberuf. Doch die Anforderungen blieben genauso verbindlich und streng wie seinerzeit, obwohl sie, wenn man so will, sehr viel mehr „down to earth" waren.

Sie ging auf die Veränderungen ein, die nach Beendigung des Krieges jede einzelne Krankenschwester in ihrer Einstellung angehen musste. Umdenken war das Gebot der Stunde, vom Kriegsdenken zum Friedensdenken, von den Vorstellungen der Zerstörung zu denen des Aufbaus.

Dazu war, Schwarzenbergs Meinung nach, eine Haltung erforderlich, die so schnell wie möglich vom Hass zur Toleranz führte. Für die Einstellung der Schwestern im ICN bedeutete das, im Dienste der Kranken die Gesundheit der Nationen zu verbessern und das Ansehen und die Interessen des Pflegeberufs zu entwickeln.

Beim ersten Punkt sah sie in ihrem Vortrag die Notwendigkeit, sich darauf zu besinnen, dass Pflege ein Dienst sei, der nur durch Ausbildung erfolgreich sein könne. Sie sprach die Tatsache an, dass wahrscheinlich sowohl im andauernden Krieg wie auch in den folgenden Friedenszeiten den amerikanischen und kanadischen Krankenschwestern eine führende Rolle zufallen werde, die sie nur erfüllen konnten, wenn sie darauf vorbereitet waren.

Es genügte nicht, nur über Fachkenntnisse zu verfügen. Man müsse auch die Geschichte, die Kultur und die Religion der neuen Umgebung kennenlernen. Da es sehr fahrlässig wäre, die jungen Frauen hier unvorbereitet einzusetzen, sei eine entsprechende Ausbildung unerlässlich. Die Gesundheit der Nationen ließe sich nur verbessern und erhalten, wenn Pflege als heilend und als vorbeugend erfahren werde.

Die Executive Secretary wünschte sich diese Einschätzung für alle Nationen dieser Welt. Sie hielt sie für möglich, wenn in der Pflege der – zugegebenermaßen sehr widersprüchlich diskutierte – Begriff „vergesellschaftlichte Pflege"[124] Einzug hielt.

---

[124]    *The Canadian Nurse,* Vol. 40, Band 1: „socialized nursing"

Hier handelte es sich um die von der Privatinitiative durch die Gesellschaft übernommene Aufgabe der Pflege.

Wie jede Pflege dürfe aber auch diese Art nie der Ethik entbehren. So wie der menschliche Körper nicht ohne Seele leben könne, so sei eine Pflege tot, die nicht in der Ethik verwurzelt sei.

Anna Schwarzenberg warb in ihren Ausführungen dafür, Pflege als eine existenzielle Voraussetzung für menschliches Leben genauso einzuschätzen wie Nahrung und gute soziale Verhältnisse. Selbst auf die Gefahr hin, dass man sie für reaktionär halte, sei für sie die geistige Haltung in der Pflege unverzichtbar.

Diese geistige Haltung – der Dienst am Kranken – beschwor Anna Schwarzenberg mit dem Verweis auf die Grauen Schwestern, die in der kanadischen Provinz Manitoba vor hundert Jahren ihren Dienst aufgenommen hatten. Der Kongress stand im Zeichen dieses Jubiläums.

Anna Schwarzenberg beschäftigte sich in ihren Ausführungen nicht nur mit den Krankenschwestern, die nach dem Krieg in die von diesem Krieg betroffenen Länder entsandt würden. Sie stellte auch fest, dass es zur Aufgabe des ICN gehöre, sich um die Vorgaben für die aus dem Krieg heimkehrenden Schwestern in den einzelnen Nationen zu kümmern. Der Verband müsse, dank seiner internationalen Erfahrungen, Anregungen geben. Er hätte sogar die Aufgabe einzugreifen.

Anna Schwarzenberg klagte auch sich selbst an, als sie feststellte, man habe sich im ICN noch gar nicht vorbeugend mit diesem Problem beschäftigt. Wie bei allen Rechten, die für Krankenschwestern national erfochten werden sollten, bestand auch hier die Gefahr, dass, wenn der ICN und die einzelnen nationalen Mitgliedsverbände sich nicht sichtbar und vehement engagierten, diese Aufgaben von anderen Verbänden übernommen und die Krankenschwestern zu ihnen als Mitglieder abwanderten.

Ohne hier Namen zu nennen, beweist dieser Hinweis, dass andere und neue Verbände, nicht zuletzt auch die Gewerkschaften, anfingen, um die Krankenschwestern zu werben und sich ihrer Anliegen annahmen

In der allgemeinen Zusammenfassung des Kongresses scheint die Verfasserin den Vortrag einer anderen Referentin als weit wichtiger eingeschätzt zu haben. Sie hielt fest, dass der „hervorragende" Beitrag, der sich auch der Zukunft nach dem Kriege widmete, interessanterweise darauf verwiesen habe, dass 27 Prozent der Frauen, die in der Industrie arbeiteten, verheiratet wären und das angenommen würde, dass 50 Prozent nach dem Krieg in ihre Heime zurückkehren würden. Dies hänge allerdings davon ab, ob ihre Ehemänner gute Jobs hätten oder nicht.

Die Berichterstatterin fuhr fort: „Wir alle können stolz darauf sein, dass Frauen gute Arbeit geleistet haben, ja, manches Mal bessere als Männer." Sie alle hätten gezeigt, dass Frauen Waffen in den Händen trügen, mit denen keiner gerechnet hätte.

An dem Kongress nahmen 200 Französisch sprechende und 600 englischsprachige Kanadierinnen teil. Das Programm des Kongresses machte deutlich, dass Christiane Reimanns Bestrebungen, solche Veranstaltungen weniger gesellschaftlich als arbeitsintensiv werden zu lassen, aufgegangen war.

# Ende des Zweiten Weltkriegs, Neuanfang beim ICN und Reisen nach Europa

Am 8. Mai 1945 war der Krieg in Europa beendet.

Durch ihre verwandtschaftlichen Beziehungen ins alte Europa erhielt die Generalsekretärin privat relativ schnell Informationen, die ihr beruflich für die Einschätzung der Lage in den vom Krieg gezeichneten Ländern hilfreich waren. Sie hatte vielleicht den gleichen Brief bekommen, wie ihn der gemeinsame Vetter Franz Trauttmannsdorff an seine Cousine Louise Alexandra von Simson geschickt hatte:

> „… Das Leben hier in Weißenegg ist, wie im Rest des Landes, nicht einfach. Auf dem landwirtschaftlichen Hof haben sie die Pferde, einige Kühe und die Schweine weggenommen. Die Menschen hier sind überaus nett, sie alle lieben die Eltern und stützen sie. Die kleinen Bauern sind viel schlechter dran, denn sie können die Plünderer nicht aus den Häusern heraushalten. Das Schlimmste ist, dass die Vergewaltigungen auf die brutalste Weise stattfinden: Alter, Schönheit oder Hässlichkeit machen keinen Unterschied. Eine der A-s Jungfern wurde angegriffen. Ich würde es nicht für eine Million Dollars tun, aber als das arme alte Mädchen ihre Jungfräulichkeit zu verteidigen versuchte, ergriff der Wüstling ihr Ohr und riss es ab. Der Doktor erzählte Mutter, dass Schlangen von Bauernmädchen vor seiner Praxis stünden, weil sie vergewaltigt worden waren, die meisten von ihnen mit Syphilis angesteckt. In den Krankenhäusern in Graz und Wien bringen sie sie zu Tausenden und es gehen allmählich die Medikationen aus, um sie zu behandeln – ein richtiger Albtraum!"[125]

---

[125] Louise von Simson: Happy Exile, 1981, S. 81–84: „… Life down there in Weißenegg is, like in the rest of the country, not easy. In the farm they took away the horses, some cattle and the hogs. The people around here are perfect dears, they all love the parents and stick to them. The little farmers are far worth off because they cannot keep the looters out of

Wie schwierig die Postverbindungen waren, zeigt die Tatsache, dass es erst im Oktober 1945 der Verbands-Präsidentin des ICN zum ersten Mal möglich war, einen Brief an alle Mitglieder des Verbands zu schicken in der Erwartung, dass dieser die einzelnen nationalen Verbände auch erreichen würde.

Dieses Schreiben drückte einerseits den Dank dafür aus, dass der ICN den Krieg relativ schadenfrei überstanden hatte, sprach aber andererseits auch das tiefe Bedauern darüber aus, dass es Präsidentin und Verband nicht möglich gewesen sei, in den vergangenen schweren Zeiten mehr Hilfe zu leisten, vor allem für diejenigen, die eine Hilfe besonders nötig gehabt hätten. Anna Schwarzenberg als Generalsekretärin kündigte in einem zusätzlichen Schreiben an, dass den Mitgliedern sehr bald ein ungefähr vier Seiten umfassendes Schriftstück zugesandt würde, das nicht nur als Lagebericht gedacht war, sondern auch als Ersatz für die Verbandszeitschrift.

Damit die Schwestern untereinander und der ICN selbst sich ein Bild von der Lage in den einzelnen Ländern machen konnten, bat sie alle Mitglieder, auch die Einzelmitglieder, um einschlägige Mitteilungen. Nur so könne man auch gezielt helfen.

Vor allem bat sie um Berichte über die Situation der Ausbildung von Krankenpflegerinnen, ihren gesundheitlichen Zustand und ihre rechtliche Stellung. Auch forderte sie Berichte an, die diese Entwicklungen in der Zeit der fehlenden Kontakte nachzeichneten.

Für die Zeit nach der Beendigung des Zweiten Weltkrieges gibt es eine Auflistung von den Reisen, die Anna Schwarzenberg zwischen 1945 und 1946 in ihrer Eigenschaft als Generalsekretärin in verschiedene Länder Europas unternahm.[126] Von September 1945 bis April 1946 besuchte sie Belgien, die damalige Tschechoslowakei, England, Frankreich, die Schweiz und die Niederlande. In Deutschland war sie in der amerikanischen Zone unterwegs, während sie in Österreich alle drei Besatzungszonen

---

the houses. The ugliest is that raping is going on in the most brutal way; age, beauty or ugliness don't make any difference. One of the A-s spinsters was attacked. I would not do it for a million dollars, but when the poor old girl defended her virginity, the brute hold of her ear and tore it off. The doctor told Mother that rows of farmers girls were standing in front of his office every day because they were raped, most of them infected with syphilis. In the hospitals in Graz and Vienna they bring them in by the thousands and they already ran out of medications to tread them – a real nightmare."

[126]  Archiv Murau.

besuchen konnte. Hier traf sie große Teile ihrer Verwandtschaft wieder. Während der zweiten Reise, von August bis September 1946 nach England und Norwegen, begleitete sie die Präsidentin ihres Verbandes.

Von dieser Reise gibt es die Kopie eines Auszugs aus einem Bericht, den die Generalsekretärin im Mai 1947 vor dem Großen Rat des Internationalen Verbandes der Krankenschwestern in Washington, D.C. hielt.[127] Sie wies darauf hin, dass wegen des Kriegsgeschehens die an sich üblichen Reisen zu den einzelnen Schwesternverbindungen in den verschiedenen Ländern unterbleiben mussten, sie aber sehr bald nach Kriegsende wieder aufgenommen wurden. Sie berichtete weiter von der Teilnahme am nordeuropäischen Kongress der Krankenschwestern und äußerte sich begeistert und beeindruckt über Geist und Organisation des Treffens.

Ende Dezember und Anfang Januar 1947 war sie wieder in England und besuchte dort Treffen des FNIF[128] und des GCEF[129]. Beide, heute noch bestehende, Institutionen waren dem International Council of Nurses angegliedert. Anna Schwarzenberg betonte in ihrem Bericht, dass ihre Anwesenheit bei dem Kongress erforderlich war, da sie in beiden Institutionen Mitglied sei. Aus dieser Formulierung könnte man schließen, dass sie qua Amt dort vertreten sein musste. Eine eher private Mitgliedschaft kann aber zusätzlich angenommen werden und vielleicht auf die vorhergehende Zeit als Oberin im Anna-Kinderspital in Graz[130] zurückzuführen sein.

Auf dieser Reise besuchte die Generalsekretärin auch Belgien, Frankreich und die Schweiz. Die vierte Reise war eine Abschiedstour, die sie nach England, in die Schweiz und nach Österreich führte.

Als Anna Schwarzenberg nach Kriegsende Kontakt in die einst von den Deutschen besetzten Länder Europas aufnahm, galt ihr besonderes Interesse vor allem dem Schicksal der sogenannten „displaced" oder „departed persons". Diese Bezeichnung umfasste die von den Nationalsozialisten als Zwangsarbeiter nach Deutschland verschleppten Angehörigen anderer Nationen, die jüdischen und politischen Insassen der KZs und Gefängnisse und die Kriegsgefangenen. Aber auch bombengeschädigte Menschen führte sie als Zielgruppe auf. Unter all diesen vielen Betroffenen galt ihr hauptsächliches Augenmerk den Kindern.

---

[127] Archiv Murau.
[128] Florence Nightingale International Foundation.
[129] Girl Child Education Fund.
[130] 1929–1934.

Um die wirkliche Not der jeweiligen Bevölkerungskreise richtig einschätzen zu können, machte sie, obwohl ihre Reisen vom ICN getragen und diesem zur Information dienen sollten, von ihrer Stellung als Generalsekretärin so wenig wie möglich Gebrauch, sondern gab sich den Anschein, als Privatperson unterwegs zu sein.

Die einzelnen Reisen lassen sich in ihrem genauen Ablauf und auch in ihrer zeitlichen Zuordnung schwer bestimmen, da es an lückenlosen Zeugnissen fehlt. So sind wir auf Einzelfundstücke angewiesen, um in etwa zu erahnen, wie sich diese Reisen vollzogen und was genau die Reisende alles unternahm.

Zwei Beispiele, Briefe, aus dem Büro der Generalsekretärin abgesandt, zeigen, wie sachkundig und daher effizient ihre Hilfsversuche für das ausgeblutete Gesundheitswesen in Europa waren.

In einem Brief vom 24. Oktober 1945 an einen 1st. Lt. Elma J. Meyer[131] bedauerte Schwarzenberg sehr, dass sie ihn nicht vor Antritt seiner Reise nach Übersee noch einmal getroffen habe. Ihr lägen solche Treffen sehr am Herzen und zu ihrem Leidwesen würden auch die meisten Krankenschwestern nicht, wie sie angeregt hätte, vor ihren Abreisen nach Übersee ins Büro des International Council of Nurses kommen. Die Reisen dorthin seien einfach zu weit.

Auch bedauerte sie, dass sie 1st. Lt. Meyer wenig Material über das Gesundheitswesen in Österreich zur Verfügung stellen könne, denn die dafür aufschlussreichen Akten ihres Verbandes über dieses Land seien einmal bei der Übersiedlung von London nach New York zurückgelassen worden und die Nazis hätten schon gleich 1938 die österreichische Sektion des International Council of Nurses aufgelöst.

Auch aus der Gegenwart habe sie aus Österreich kaum Nachrichten, da der Postverkehr noch nicht wirklich wieder aufgenommen worden sei. So wisse sie auch nicht, wie man die Schwestern, die sie an sich kenne, erreichen könne.

Anna Schwarzenberg fragte Lt. Meyer, ob es eine britische Krankenschwester gebe, die seine Position in der englischen Zone in Österreich einnähme. Sie selbst hätte von einer Miss F. Rowe gehört, die als Pflegeoffizier eingesetzt wäre und nähme an, dass Meyer sie schon getroffen habe. Auch verwies die Generalsekretärin als Informationsquelle für weitere Fragen an das Allgemeine Krankenhaus in Wien. Sie

---

[131] 1st.Lt. Elma J. Meyer N.724935 USACA USFA, Public Health Branch A.P.O. 777 c/o Postmaster New York, N.Y. Archiv Rudolfinerhaus Wien.

vermutete, dass Lt. Meyer vor allem schon Kontakt zu Professor Denk gesucht habe, dem Chef der Chirurgischen Abteilung im Allgemeinen Krankenhaus in Wien. Professor Wolfgang Denk[132] war ein alter Bekannter von ihr. Er hatte als Oberarzt in der chirurgischen Abteilung des Rudolfinerhauses zu der Zeit gearbeitet, als sie dort ihre Ausbildung erhielt.

Nun war Professor Denk, wie Anna Schwarzenberg in ihrem Schreiben bemerkte, Chef der Chirurgischen Klinik, Allgemeines Krankenhaus der Stadt Wien. Er sei in der Lage, Lt. Meyer zu sagen, welche Doktoren und Schwestern aktiv und wo sie aufzufinden seien. Auch kenne er die für Meyer relevante Literatur, wie überhaupt das Allgemeine Krankenhaus die notwendigen Schriften besitze.

Unterstützung, die sie ihm leider nicht geben könne, würde Lt. Meyer aber auch in Amerika im Hauptquartier der UNRRA[133] erhalten, die über eine Anzahl von Berichten aus den unterschiedlichsten Ländern, und so auch aus Österreich verfügten. Krankenschwestern, die nach Übersee gingen, sollten diese Informationen als Handreichungen erhalten.

Ihr Büro habe nur ein Exemplar, das sie leider nicht aus der Hand geben könne. Sie gab Lt. Meyer auch noch eine Kontaktadresse für einschlägiges Material an: Miss Anne Conley, Acting Chief Nurse, UNRRA, 1344 Connecticut Avenue, Washington 3, D.C.

Am Ende ihres Briefes kam die Generalsekretärin auf das Rudolfinerhaus in der Billrothstr. 78, Wien XIX Bezirk, zu sprechen. Das Schicksal dieses Krankenhauses beunruhigte sie sehr. Augenscheinlich sei das Hospital schwer bombengeschädigt und so zerbreche sie sich den Kopf, was man für seinen Wiederaufbau tun könne. Die augenblickliche Oberin, Fernanda Bianchi, sei sehr fähig und sicher würde sie Lt. Meyer auf jede mögliche Weise unterstützen.

Für den Folgemonat November plante Anna Schwarzenberg, wie sie Meyer schrieb, eine Reise nach Europa. Dabei gab sie der Hoffnung Ausdruck, dass sie bei ihrer Ankunft in Genf einen Brief von ihm vorfände, um ihn dann bald in Österreich zu treffen.

Anna Schwarzenberg ließ es nicht nur bei Überlegungen zum Wiederaufbau des Rudolfinerhauses bewenden. Sie setzte sich auch tatkräftig für die Funktionsfähigkeit ihrer alten Lehranstalt ein.

---

[132]  Professor Wolfgang Denk, 1882–1970.
[133]  United Nations Relief and Rehabilitation Administration.

Nicht nur, dass sie in einem Brief vom 29. September 1946 auf eine Liste von Medikamenten, die ihr aus Wien zugesandt war, sehr genau eingeht, sie ersucht die Oberin Fernanda Bianchi, ihr einmal mitzuteilen, welche Mengen des einzeln angegebenen Medikamentes für eine Periode von sechs oder zwölf Monaten erforderlich seien. Zum anderen bittet sie um eine Reihenfolge der Dringlichkeit.

Auch fragt sie an, ob es möglich sei, das angelieferte Rohmaterial in Ampullen oder Tabletten für den Gebrauch im Rudolfinerhaus zu präparieren, da dies die Versandkosten erheblich senken würde. Und sie will in ihrem Schreiben wissen, ob sie leere Ampullen, Kapseln oder Material für die Zubereitung von Tabletten schicken soll.

Diese scheinbar unspektakuläre Aufzählung von Hilfsgütern spiegelt die ganze Armut der medizinischen Versorgung der Bevölkerung nach dem Krieg wider. Es gab damals keinen Bereich des Lebens, in dem es nicht am Nötigsten fehlte. Zusätzlich zeigt dieser Brief aber auch, was für ein Segen die Emigranten in den Ländern der Siegermächte waren, wenn sie die Möglichkeit und Kenntnisse besaßen.

Die Kopie eines Fotos mit Bildunterschrift[134] aus einer nicht genannten Zeitung und daher auch ohne Datierung, belegt vom Inhalt her, dass Anna Schwarzenberg frühzeitig zu offiziellen Besprechungen über Probleme der medizinischen Versorgung zugezogen wurde. Es heißt da:

> „Prinzessin Anna Schwarzenberg, die Sekretärin der internationalen Pflegerinnen Vereinigung, besprach kürzlich mit zwei Beraterinnen der britischen Abteilung der alliierten Kommission für Österreich Probleme im österreichischen Pflegewesen."

Hier dürfte es sich um ihren zweiten Besuch in Österreich handeln, denn in einer auf weitere Fotos bezogenen Bildunterschrift ist die Rede von der „Schulspeisung", die die britische Militärregierung in Kärnten eingeführt habe. Schulspeisungen in Deutschland dürften nach meiner Erinnerung erst 1946 begonnen haben, aber vielleicht galten da für Österreich andere Daten.

Wie die Generalsekretärin letztlich als Emigrantin in den einschlägigen, österreichischen Gremien empfangen wurde, lässt sich schlecht rekonstruieren.

---

[134] Familienarchiv Murau.

Die Emigranten, wenn sie in der alten Heimat auftauchten, waren oft alles andere als willkommen. In dem unglaublichen Brief des Dichters Frank Thiess an Thomas Mann kommen diese Vorbehalte laut und deutlich zum Ausdruck:

> „Auch ich bin oft gefragt worden, warum ich nicht emigriert sei, und konnte immer nur dasselbe antworten: Falls es mir gelänge, diese schauerliche Epoche (über deren Dauer wir uns freilich alle getäuscht hatten) lebendig zu überstehen, würde ich dadurch derart viel für meine geistige Entwicklung gewonnen haben, dass ich reicher an Wissen und Erleben daraus hervorging, als wenn ich aus den Logen- und Parterreplätzen des Auslands der deutschen Tragödie zuschaute."[135]

Auch unter den Überlebenden und den Angehörigen der an Planung und Durchführung des Attentats auf Hitler am 20. Juli 1944 Beteiligten gab es einige, die es ablehnten, die Emigration ebenfalls als Widerstand anzuerkennen. Ihrer Meinung nach war es zum Beispiel falsch, in der Gedenkstätte deutscher Widerstand in Berlin auch prominenter Emigranten zu gedenken. Ernst zu nehmenden Widerstand könne man nur im Lande leisten. Bei dieser Einschätzung wurde ausgeklammert, dass sich viele Emigranten schon vor 1933 gegen den Nationalsozialismus engagiert hatten und daher um ihr Leben fürchten mussten. Mitunter drängt sich der Verdacht auf, dass diese Einstellung auch etwas mit der Vergangenheit der deutschen Widerständler zu tun hatte: Diese Emigranten mussten Deutschland deswegen verlassen, weil sie die Gefahren des Nationalsozialismus, aus welchen Gründen auch immer, schon zu einer Zeit erkannt und bekämpft hatten, als viele der späteren Widerständler das Verbrecherische im Nationalsozialismus entweder noch nicht begriffen hatten oder es sogar nicht begreifen wollten.

Andere Bürger, die in Deutschland geblieben waren und die Stellen im Beruf oder im Besitz eingenommen hatten, verteidigten diese mit Zähnen und Klauen. Wir wissen heute – und dieses Wissen ist oft sehr jung – wie schwer es allein für geflohene Juden war, in ihr Eigentum zurückzukehren.

So gilt zum Beispiel für Düsseldorf, dass heimgekehrte Juden in dieser Stadt, wenn sie um Rechtsbeistand in Fragen der Restitution nachsuchten, aus sogenannten

---

[135] Thomas Mann, Frank Thiess, Walter von Molo: Ein Streitgespräch über die äußere und die innere Emigration, Dortmund 1946.

unbescholtenen Anwaltskanzleien[136] alte Nationalsozialisten als Anwälte zugeteilt bekamen. Hier kam der Korpsgeist der studentischen Verbindungen zum Tragen. Mancher nationalsozialistische, arbeitslose Anwalt fand selbstverständlich eine Stelle bei seinem nicht belasteten Korpsbruder, der ihn unbedenklich einsetzte. Auch die damaligen Richter waren keineswegs Widerständler gewesen. Das ist oft der Grund für viele, heute kaum mehr verständliche, juristische Urteile der Nachkriegszeit. Es ist nicht übertrieben zu behaupten, dass Richter, die im Dritten Reich Menschen aus politischen Gründen zum Tode verurteilten, nach dem Krieg darüber entschieden, ob die Hinterbliebenen eine Rente bekamen. In Anna Schwarzenbergs Nachlass in Murau gibt es einen kurzen Artikel vom 29. Jänner ohne Jahresangabe[137], entnommen einer wieder nicht genannten Zeitung.

Mit unserem heutigen Wissen lässt er aufhorchen. Es geht dort um die Ausbildung der Krankenschwestern kurz nach dem Zweiten Weltkrieg. Das Hauptquartier General Marc W. Clarcs hatte bekannt gegeben, dass man die österreichischen Krankenschwestern in Karteien erfassen und denen unter ihnen, die ihre Ausbildung noch nicht abgeschlossen hätten, die Möglichkeit geben wolle, dies nachzuholen.

Bei der ersten Konferenz zum Thema zwischen den Beamten des amerikanischen Gesundheitsamtes und den Oberschwestern der Wiener Spitäler tauchte dann auch die Frage auf, wie man sich gegenüber „nazistischen Schwestern" verhalten solle.

„Eine andere Frage, mit der man sich befasste, war die, ob man Schwestern, die während des Krieges aus Wien geflohen waren, wieder in Dienst stellen solle oder nicht." Bei der Lösung dieser Frage war die Anwesenheit der Generalsekretärin des ICN geplant: „Eine neuerliche Sitzung aller Oberschwestern wurde für nächsten Frühling anberaumt." Die vorher angeschnittenen Fragen über die Vorbehalte Emigranten gegenüber lässt bei der Fortführung des Artikels kritisch aufhorchen: „Anna Schwarzenberg, eine frühere Österreicherin, die jetzt Sekretärin des Internationalen Schwesternrates in New York ist, wird dieser Sitzung beiwohnen."

Anna Schwarzenberg hatte zu der Zeit in den USA noch keinen Einbürgerungsantrag gestellt. Wir wissen heute nicht, ob diese Sitzung dann auch wirklich stattfand und wenn ja, wie sie verlief. Sie lässt aber ahnen, dass die Rückkehr in die alte Heimat auch für Anna Schwarzenberg ihre Tücken gehabt haben könnte.

---

[136]  Herbert Schmidt: Der Elendsweg der Düsseldorfer Juden. Chronologie des Schreckens 1933–1945, Düsseldorf 2005, S. 302 ff, 310 ff, 315 ff.

[137]  Familienarchiv Murau.

# Der Kongress von Atlanta

Die Situation in Europa scheint dank ihrer Reisen Anna Schwarzenbergs Blick frühzeitig auf den Zustand ihres Verbandes gelenkt zu haben. Sie prägte ihre Zukunftsvision für den ICN, die sie in Atlanta auf dem Kongress des ICN vortrug.

Sie versuchte den vorwiegend aus englischen und amerikanischen Frauen zusammengesetzten Vorstand davon zu überzeugen, dass es erforderlich sein würde, die Führung des ICN dezentralisiert und mit Verantwortung in die einzelnen Mitgliedstaaten zu verlagern, also in den einzelnen Staaten eigene Generalsekretariate einzurichten. Die Generalsekretärin scheiterte mit ihrem Vorschlag.

Eine Erklärung dafür gibt ein Blick auf die Zeit, in der sie ihn entwickelte. Das United Kingdom erlebte die für sein Staatsgefühl ungeheuerliche Tatsache, dass das Commonwealth auseinanderfiel, Kronkolonien ihr Schicksal selbst in die Hand nahmen und angeblich dazu gar nicht fähige Eingeborene anfingen, sich selbst zu regieren.

Amerika gewöhnte sich an die Idee, mit seiner Vorstellung von Demokratie die Welt missionieren zu können. Anna Schwarzenberg war mit ihren Erfahrungen hier ganz anders eingestellt. Sie wies auf die Rockefeller-Institution hin, die inzwischen ihre Schulungszentren in die einzelnen Länder verlegt und die Leitung ihrer Institutionen in die Hände der Einwohner übergeben hatte. Sie hatte erlebt, wie die Habsburgischen Kronländer zu eigenen Nationalstaaten wurden, die, entgegen aller Prophezeiungen, funktionierten. Die Donaumonarchie hatte sich damals mit ihrem Stolz auf sich selbst und den Vorstellungen von ihrer Unentbehrlichkeit für die abhängigen Kronländer in nichts von den Einstellungen des United Kingdoms und der USA unterschieden. Außerdem hatte Anna Schwarzenberg auf ihren Reisen durch das Nachkriegseuropa erlebt, dass sich der Ostblock politisch langsam vom Westen entfernte und eigene Wege ging.

Da die Generalsekretärin sich mit ihren Ideen nicht durchsetzen konnte, war bei ihrem Rücktritt, den sie am Ende des Kongresses ankündigte, sicher nicht nur ihr Gesundheitszustand, sondern auch einiges an Resignation mit im Spiel.

In der Chronik des ICN von 1999 weist die Verfasserin am Ende ihres Berichts über den Auftritt der Generalsekretärin bei dem Kongress in Atlanta darauf hin, dass die damaligen Vorschläge der Generalsekretärin später immer wieder zur Sprache gekommen seien und das Handeln des ICN beeinflusst hätten.

# Privatleben

Natürlich hatte Anna Schwarzenberg auch ein Privatleben. Aber auch dieses ist nur in Bruchstücken auf uns gekommen. Als sie, dank ihres Stipendiums, an der Columbia University in New York studierte, scheint sie zeitweise in einer kleinen Wohnung in New York mit ihrem Vetter Franz Graf Trauttmanndorff-Weinsberg zusammen gelebt zu haben. Er war im Gefolge von Erzherzog Otto, dem österreichischen Thronprätendenten, nach Amerika gekommen. Da sich seine Bezahlung zunehmend schwieriger gestaltete, wechselte er zum amerikanischen Militär und fand eine Verwendung im Intelligence Service.

Franz Trauttmannsdorff kam mit seiner Einheit nach Europa, führte nach dem Krieg unter anderem im Gefangenenlager Attichy Verhöre der ehemaligen deutschen Soldaten durch.

In New York lebte zu dieser Zeit auch Anna Schwarzenbergs ältester Bruder Adolph mit seiner Frau, einer Schwester der Großherzogin von Luxemburg. Einsam dürfte man damals unter den Emigranten nicht gewesen sein.

Dass sich dieser Bekanntenkreis aus den unterschiedlichsten Gruppierungen zusammensetzte, beweist ein etwas spöttischer Bericht ihres Bruders Adolph vom 29. Juni 1944 an Alma Mahler-Werfel[138]:

> „Die Cocktailparty von Anni war wirklich sehr gelungen. Sie Beide aber haben sehr gefehlt; ich habe bei dieser Party die unwahrscheinlichsten nicht zusammenpassenden Leute gesehen, aber es hat sich niemand gerauft; von ultra schwarzgelben Monarchisten aller Schattierungen bis zu linksgerichteten tschechischen Republikanern. Gerade nur der eine oder andere Erzbolschewik hat gefehlt, um das Bild vollständig zu machen. Der Klerus war durch Pater Odo[139] vertreten. Was verlangt man sich mehr an Farbenschattierung?"[140]

---

[138]  Alma Mahler-Werfel, 1879–1964.

[139]  Carl Alexander Herzog von Württemberg, 1896–1964, als Pater Odo in der Benediktinerabtei Beuron.

[140]  Kislak Center for special Connections, rare Books and Manuscripts, University of Pennsylvania, MS Coll 575, folder 1118, Schwarzenberg, Adolf 1944–1945.

Diese humorvolle Beschreibung enthält keinerlei Tadel, denn die Gästezusammenstellung bei einer Party bei Adolph Schwarzenberg, sofern er in Amerika eine gegeben hat, dürfte sich hier nicht wesentlich unterschieden haben.

Viele Mitglieder der Familie Schwarzenberg praktizierten im privaten Bereich das, was ein Biograph über den Diplomaten Johannes Schwarzenberg schrieb:

> „Er sieht sich sehr stark als ‚Beamter‘ auch im Sinne der Traditionen der Monarchie …. in dem Versuch, zu allen regierenden politischen Parteien und Strömungen offene und vorurteilsfreie Kontakte aufrecht zu erhalten."[141]

Louise Alexandra von Simson, geb. Prinzessin Schönburg-Hartenstein, beschreibt Adolph Schwarzenbergs Leben und Charakter folgendermaßen:

> „Nachdem Onkel Johann gestorben war, übernahm sein Sohn Adolf den Besitz, allerdings nur für eine ganz kurze Zeit. Als die Nazis die Tschechoslowakei besetzten, beschlagnahmten sie sein ganzes Eigentum, denn er war einer ihrer leidenschaftlichen Gegner gewesen."[142]

Seine Cousine charakterisierte ihn als „einen extrem gescheiten Mann, der seine erzwungene Untätigkeit dazu nutzte, eine sehr interessante Doktorarbeit über einen seiner Vorfahren, den Innenminister Felix Schwarzenberg[143], zu schreiben und seinen D.Ph. von der Universität von Columbia[144] zu erhalten. Sie fügte hinzu, dass sie „ihn die ganze Zeit über nie klagen hörte", er habe „kaum über sein

---

[141] Oliver Rathkolb: Johannes Schwarzenberg – eine Persönlichkeit der Zeitgeschichte im 20. Jahrhundert. In: Colienne Schwarzenberg, Marysia Miller-Aichholz, Erkinger Schwarzenberg (Hrsg.): Johannes E. Schwarzenberg. Erinnerungen und Gedanken eines Diplomaten im Zeitenwandel, Wien 2013, S. 253.

[142] Simson, S. 57: „After Uncle Johann died, his son Adolf took over the estates, but only for a short time. When the Nazis occupied Czechoslowakia they confiscated all his property as he had been an ardent fighter against them."

[143] Hier irrt Frau von Simson: Der Ministerpräsident war kein direkter Vorfahre, sondern der Bruder des Ururgroßvaters von Adolph Schwarzenberg.

[144] Simson, S. 57: „… an extremely intelligent man, and he used his forced leisure to write an interesting doctoral thesis on one of his ancestors, the Minister of Interior Felix Schwarzenberg and got his Ph.D. from the University of Columbia."

früheres Leben gesprochen, in der Tat schien er seine Unabhängigkeit in Amerika zu genießen."[145]

Während der Kriegsjahre waren die Nachrichten aus Europa – wenn überhaupt – nur spärlich geflossen. So dürften, nachdem der Krieg beendet war, die Hiobsbotschaften aus der Familie, als sie sie endlich erreichten, wohl zeitgleich eingetroffen sein.

Anna Schwarzenberg erreichten bis September 1945 die Nachrichten über ihre nächsten Angehörigen. Ihre Mutter war in der russischen Zone Österreichs an Typhus gestorben, ihre älteste Schwester Ida Revertera-Salandra hatte den jüngsten Sohn im Krieg gegen Russland verloren. Ihr Mann Peter war immer wieder in Linz inhaftiert worden. Er war während der Zeit des Ständestaats Mitglied der Heimwehr und hatte, bis zum Einmarsch der Deutschen 1938, den Posten des Sicherheitsdirektors in Oberösterreich bekleidet.

Spöttisch wies er immer darauf hin, dass er wohl einer der wenigen Menschen der Weltgeschichte gewesen sei, der sich sein eigenes Gefängnis erbaut hätte. Während seiner Zeit als Sicherheitsdirektor ließ er das seiner Meinung nach menschenunwürdige Gefängnis von Linz von Grund auf sanieren, um dann, nachdem die Nationalsozialisten in Österreich einmarschiert waren, dort als einer ihrer ersten Gefangenen einzusitzen.

Die nächstältere Schwester, Josefine Czernin, hatten die Amerikaner mit ihren zwei Kindern aus der Tschechoslowakei nach Bayern mitgenommen, während ihr Mann Eugen noch von den Tschechen gefangen gehalten wurde. Der älteste Sohn der beiden war im Frankreichfeldzug gefallen.

Der Mann ihrer Schwester Benedikta Croy stand immer wieder unter Beobachtung der Gestapo und der Ehemann ihrer jüngsten Schwester Therese, Karl Ludwig Freiherr zu Guttenberg, war, nachdem er nach dem Attentat auf Adolf Hitler am 20. Juli 1944 verhaftet worden war, in den letzten Tagen vor dem Einmarsch der Russen von der Gestapo aus dem Gefängnis in Berlin geholt worden und galt seitdem als verschollen. Große Hoffnungen, dass er überlebt haben könnte, hegte man schon damals nicht mehr.[146]

---

[145] Simson, S. 57: „… in all this time I have never heard him complain, he hardly talked about his former life, in fact he seemed to enjoy his independence in America".

[146] Vgl. Brief von Franz Rehrl an Johannes Schwarzenberg vom Sept. 1945, Besitz Colienne Meran.

Ein Vetter, Heinrich Schwarzenberg, war nach einer langen, strapaziösen und entbehrungsreichen Irrfahrt durch zahlreiche Gefängnisse im KZ Buchenwald gelandet. Als er entlassen wurde, stellte man fest, dass er ausgerechnet dort ein Kilo zugenommen hatte.

Relativ bald konnte Anna Schwarzenberg Europa bereisen und dabei auch die Verwandten in Österreich und Deutschland besuchen. Sie galt in ihrer Familie als nicht ganz einfach, aber sie wurde sehr respektiert.

Noch heute erinnert sich Karl Schwarzenberg, ehemaliger Berater des tschechischen Ministerpräsidenten Václav Havel und tschechischer Außenminister, sehr genau an ein Gespräch, das die Tante mit ihm führte, als klar war, dass er dereinst den Schwarzenberg'schen Besitz übernehmen würde. Da war viel von Verantwortung und Pflichten die Rede. Anna Schwarzenberg sah Zeit ihres Lebens die ihr vom Leben gewährten Privilegien nie als ein ihr zustehendes Recht, sondern immer als Verpflichtung an.

Auch bei ihren privaten Besuchen vergaß Anna Schwarzenberg nicht, dass sie als Generalsekretärin unterwegs war. So ging es ihr nicht nur um ihre private Wahrnehmung, als sie ihre jüngste Schwester Guttenberg in Deutschland zurechtwies, weil sie für den langersehnten Gast „aufgekocht" hatte.

Anna Schwarzenberg wollte auf ihrer Informationsreise erfahren, wie es den Menschen wirklich ging und was sie als Nötigstes brauchten. Beim ersten Wiedersehen nach Kriegsende erklärte die ältere Schwester der jüngeren streng, für ihr Alter sei ihr Hals einfach zu faltig. Auch war sie entsetzt und hielt damit keineswegs zurück, wie ungepflegt die einst so attraktiven Wienerinnen herumliefen und wie auch im sonstigen Europa alles nach Armut roch. Mit Kritik zurückzuhalten war nicht ihre Art, da konnte sie sehr verletzend sein. Auf der anderen Seite schickte sie Paket um Paket an diese Schwester, die nicht nur dem Kampf gegen den Hunger galten, sondern auch wunderschöne Kleider für ihre Nichten enthielten.

Die Geschwister Adolph und Anna Schwarzenberg hatten sehr früh ihre eigene Stellung innerhalb der Familie. So dürfte Louise von Simson ihre eigenen Empfindungen auf die beiden übertragen haben, als sie in ihrem Büchlein behauptete, Anna Schwarzenberg und ihr Bruder hätten in Amerika ihre Unabhängigkeit genossen.

Im Vorwort zu ihrem kleinen auf Englisch abgefassten Erinnerungsbuch schrieb ihr Ehemann Otto von Simson, als er es nach ihrem Tod herausgab, übrigens auf Deutsch:

„Denn Amerika ist für sie nicht nur zu zweiten, sondern zur eigentlichen Heimat geworden. ‚Life, liberty and the persuit of happiness' der berühmte Passus aus der Unabhängigkeitserklärung, besaß für sie eine atemberaubende, unmittelbar auf ihre Persönlichkeit bezogene Bedeutung. Die Worte könnten als Untertitel über diesem Buch stehen. Keineswegs nur im Gegensatz zur Nazidiktatur wurde Amerika für sie das Land der Freiheit. In der Neuen Welt, vor allem in Chicago, aber auch in der wunderbaren Weite des mittelwestlichen Farmlands und der nördlichen Wälder entdeckte sie für sich die durch keine europäische Tradition eingeschränkte Freiheit des Lebens, worin sich ihre eigene Persönlichkeit entfalten und an Menschen und Umwelt bewähren sollte."[147]

Louise von Simson verfasste ihre Memoiren nach ihrer Rückkehr aus Amerika nach Deutschland in Englisch. Sie war nicht nur in der englischen Sprache „zuhause", sondern kehrte auch sehr ungern nach Europa zurück.

Otto von Simson, ihr Ehemann, wird im Vorwort zu ihren posthum erschienen Memoiren schreiben: „Mein Entschluss, nach Deutschland zurück zu kehren, bedeutete für Lulix eine Lebenswende, deren fast tragische Konsequenz für sie mir erst allmählich bewusst werden sollte."

Das griff auch ins Persönliche über. Simson schrieb weiter:

„Wir hatten Amerika, vor allem dessen positive Seiten in engster gegenseitiger Bindung erlebt. Soviel ich der Neuen Welt für meine persönliche und berufliche Entwicklung verdankte und so vieles ich dort liebte und liebe, Amerika war für mich doch letztlich Fremde geblieben." [148]

Otto von Simson wollte zurück, weil er glaubte, Sinnvolles für Deutschland tun zu können. Sein Herz war in Europa geblieben. Das Gleiche galt für Adolph Schwarzenberg. Ihn drängte es auch zurück nach Europa und zum Wiederaufbau seiner Heimat.

Allerdings dachte er da sicher nicht „national", sondern, schon dank seiner in nunmehr unterschiedlichen Ländern liegenden Besitzungen in Österreich,

---

[147] Simson, Vorwort S. 13 f.

[148] Simson, S. 18.

Deutschland und der Tschechoslowakei, sehr viel weiter. Es brannte ihm auf den Nägeln, dort Verantwortung zu übernehmen, etwas Sinnvolles für den Besitz und die von ihm abhängigen Menschen zu tun. Dafür war er erzogen worden und darin sah er den Sinn seines Lebens. Adolph Schwarzenberg litt unter tiefem Heimweh.

1946 traf ihn, und damit auch seine Schwester, ein schwerer Schicksalsschlag: Adolph Schwarzenberg, der wegen seines Einsatzes für die Tschechen gegen die deutschen Nationalsozialisten seine Heimat verlassen musste und an sich von Edvard Beneš[149], dem selbst ernannten Präsidenten der tschechisch-slowakischen Exilregierung, eine schriftliche Bestätigung besaß, dass er ein Patriot sei, bekam seinen tschechischen Besitz nie zurück. Adolph Schwarzenberg hatte die Exilregierung unter Edvard Beneš finanziell unterstützt.

Die eigens für seinen Fall verabschiedete Lex Schwarzenberg machte es möglich, ihn, obwohl er Tscheche war, 1946 tschechischerseits zu enteignen. Das waren noch nicht die Kommunisten. Edvard Beneš war zu der Zeit amtierender Staatspräsident. Um dem ganzen Vorgang einen kleinen Anstrich des Rechtmäßigen zu verleihen, billigte man dem enteigneten Besitzer eine lebenslange Rente zu, mit der Auflage, dass er sie im Lande zu verleben habe. Adolph Schwarzenberg sah diesen Teil seiner Heimat nie wieder.

Im Gegensatz zu seinem Vater hatte Adolph Schwarzenberg „tschechisch optiert" als es in der damaligen Tschechoslowakei um die Frage der Muttersprache ging.

Am 21. August 1827 schrieb Wilhelm von Humboldt in einem Brief den berühmten Satz: „Die wahre Heimat ist eigentlich die Sprache. Sie bestimmt die Sehnsucht danach, und die Entfernung vom Heimischen geht immer durch die Sprache am schnellsten." Zunächst eingebettet in den sich entwickelnden Nationalismus des 19. Jahrhunderts, richtete dieser Gedanke im 20. Jahrhundert bekanntlich im Politischen Schreckliches an.

Die Geschwister Schwarzenberg hatten dies ja schon nach dem Ersten Weltkrieg in der Tschechoslowakischen Republik erlebt. Im Exil könnte dieses Hin und Her der Geschwister zwischen Englisch und Deutsch in ihren Briefwechseln und daher

---

149 Edvard Beneš, 1884–1948, Mitbegründer der Tschechoslowakei, tschechischer Außenminister (1918–1935), Ministerpräsident (1921–1922), 1940–1945 selbst ernannter Präsident im Exil, Staatspräsident 1935–1938 und von 1945–1948. Er war Mitglied der tschechischen Volkssozialistischen Partei, einer Abspaltung der tschechischen Sozialdemokraten, die den Gründern und Mitgliedern nicht tschechisch genug waren.

wohl auch im Sprachgebrauch ein Zeichen dafür sein, dass sie der alten Heimat nicht mehr und der neuen noch nicht angehörten.

Legt man zum Beispiel dem Briefwechsel der Geschwister mit den Zuckmayers und den Werfels den Humboldt'schen Ausspruch zugrunde, dann wird diese Zerrissenheit evident. So schreibt Anna Schwarzenberg an die Zuckmayers[150] über ihre Heimindustrie in Vermont: „Ich fahre öfter wegen business nach N.Y.[151] Jetzt habe ich schon den nötigen cheek[152], um zu verkaufen, but it is tough going."[153]

Ihr Bruder scheint sich sehr bewusst diesen abrupten Wechsel zwischen beiden Sprachen erlaubt zu haben. In einem Brief an Alma Mahler-Werfel entschuldigt er sich für seine Schreibfaulheit:

> „It's a real shame, würde man hier sagen, aber sofort hinzufügen: Well remember Pearl Harbour, don't forget there is a war on! Was nicht Alles auf Pearl Harbour und auf den Krieg geschoben wird, ist schon ungeheuerlich, beide sind immer eine vorzügliche Ausrede, wenn was schief geht, liegen bleibt, verhaut wird, besonders aber um die eigene Faulheit und Schlamperei zu verdecken. So habe auch ich offenbar in diesem Falle ,adopted Yankee ways'."

Adolph Schwarzenberg machte sich lustig über den gemischten Sprachgebrauch. Er und Franz Werfel sind beide herzkrank und so lässt ihm Adolph durch Alma raten: „Taken's es easy."[154] Es sind scheinbare Kleinigkeiten und doch zeigen auch sie – oder gerade sie – wie unterschiedlich die einzelnen Emigranten ihr Leben erfuhren und empfanden.

Adolph Schwarzenberg litt unter Heimweh. Auf seine und Franz Werfels Herzkrankheit eingehend, kommt das klar zum Ausdruck:

---

[150] Literaturarchiv Marburg Brief vom 8.2.1952 an Alice Herdan-Zuckmayer, Zug Nr. 96. 6.1965

[151] Zu Beginn ihres Briefes hatte Tante Annie darauf hingewiesen, „die Strickerei geht plötzlich ganz unglaublich gut."

[152] Hier: „Frechheit".

[153] „Man muss schon kämpfen".

[154] Adolph Schwarzenberg an Alma Mahler-Werfel, 29. Juni 1944. Kislak Center for special Connections, rare Books and Manuscripts, University of Pennsylvania, MS Coll 575, folder 1118, Schwarzenberg, Adolf 1944–1945.

„Wenn es nur etwas besser geht und sich die Anfälle gar nicht wiederholen, so ist das schon ein Fortschritt. Ja, und wozu sich über Langsamkeit beklagen? Die Invasion ist wie die Erholung nach Herzaffektionen, es geht das alles sehr langsam und langweilig!"

Diese leise Klage dementiert keineswegs das Urteil, das Louise von Simson über Adolph Schwarzenberg fällte: „Bei all den vielen Emigranten, die ich kannte, waren es immer diejenigen, die am meisten verloren hatten, die am wenigsten klagten."[155]

Heute denke ich mir oft, dass diese auf Charakterstärke zurückgeführte Klaglosigkeit auch darauf zurückzuführen sein könnte, dass gerade die besonders begüterten Flüchtlinge die Erfahrung gemacht hatten, dass man ihnen, wenn man sich überhaupt für ihre Vergangenheit interessierte, sehr schnell unterstellte, dass sie angeben würden.

Witze erklären Situationen oft sehr drastisch. Nach dem Ersten Weltkrieg unterstellte man den Flüchtlingen aus dem kommunistisch gewordenen Baltikum, sie würden berichten, dass nichts langweiliger sei, als stundenlang mit dem D-Zug durch die eigenen Besitzungen zu fahren. Nach dem Zweiten Weltkrieg lautete der Witz über die Flüchtlinge, dass die Hunde ausgemacht hätten, dass nur die großen Hunde an die großen Bäume gehen dürften, während sich die Kleinen mit den kleinen Bäumen begnügen müssten. Da entdeckt ein Neufundländer einen Pinscher an einer großen Eiche. Er stellt ihn scharf zur Rede, worauf der Kleine antwortet: „Ich weiß nicht was du willst, in Schlesien war ich doch ein Schäferhund."

Ich werde den längst verstorbenen Vetter aus der Tschechoslowakei nie vergessen, der mir einmal aufgrund meiner seinerzeit in Böhmen als Kind verbrachten Sommer sagte, dass er sich mit mir so gern über zu Hause unterhalten würde, da ich nicht, wie viele im Westen, annehmen würde, er gäbe an. Die Schwarzenbergs, wie viele Flüchtlinge vor und nach ihnen, dürften diese Erfahrung immer wieder machen und gemacht haben.

Cousine Simson charakterisierte ihren Vetter:

---

[155] Simson, S. 57: „With all the many immigrants I have known, especially in those first years it hardly ever was the ones who really had lost a lot who complained."

„Adolf versteckte seine Warmherzig- und Freundlichkeit hinter seiner recht sarkastischen Außenseite. Er war von richtig vornehmer Großzügigkeit ohne Rücksicht auf seine eigene finanzielle Situation. Als ich Dody erwartete und unsere Möglichkeiten mehr als üblich eingeschränkt waren, da ich aufhören musste zu arbeiten, schickte er mir 500 Dollar und wehrte jeden Dank ab, obwohl er selbst weit davon entfernt war, reich zu sein. Einige Jahre später versuchten wir, ihm das Geld zurückzugeben, aber er weigerte sich, es anzunehmen. Beide, er und Annie, wurden zu engen Freunden von uns allen."[156]

Beide Geschwister waren in finanzieller Hinsicht anders gestellt als die meisten Emigranten. Adolph hatte etwas Vermögen in Amerika und eine Farm in Afrika. Auch dürfte, solange Luxemburg nicht ins Deutsche Reich einverleibt wurde, seine Frau eine Unterstützung von ihrer Familie erhalten haben. Hilda Schwarzenberg war eine der Schwestern der Großherzogin von Luxemburg.

Auch Anna Schwarzenberg, die am Anfang ihres Aufenthaltes in Amerika eher von finanziellen Sorgen geplagt wurde, hatte nach relativ kurzer Zeit erst ein Stipendium und dann wieder ihre alte Stelle beim International Council of Nurses.

Die Grenze, die ihnen, wie vielen anderen, ihr Emigrantendasein zog, war die Ohnmacht, in der sie leben und handeln mussten. Viele Dinge, die früher selbstverständlich, kaum des Nachdenkens wert gewesen waren, erwiesen sich in der neuen Situation als kaum oder gar nicht mehr möglich.

Carl Zuckmayer hat das ganz trivial und sehr treffend beschrieben: „Man fühlt sich herabgekommen und beschämt, wenn man seiner Frau kein Kleid, keine Schuhe mehr kaufen kann."[157]

---

[156] Simson, S. 57: „Adolf kept his warmth and kindness under a rather sarcastic outside. He was of a really noble generosity regardless of his financial situation. When I was expecting Dody and our resources were more than usually strained as I had to stop working he sent me $ 500 and did not accept any thanks though he was far from rich himself. A few years later we tried to return the money to him but he refused to accept it. Both he and Anni became close friends to all of us."

[157] Carl Zuckmayer: Als wär's ein Stück von mir. Horen der Freundschaft, Frankfurt 1966, S. 555.

Die beiden Geschwister Schwarzenberg waren beide großzügig und hilfsbereit. Früher konnten sie diese Eigenschaften, die Bestandteil ihres Wesens waren, leben. Aber es war nicht nur die finanzielle Seite des Emigrantendaseins, die das Leben dieser Unglücklichen so schwer machte.

Die Tatsache, dass die meisten von ihnen in dem, was sie wirklich beherrschten, nicht mehr „gebraucht" wurden, war die andere Seite ihrer existenziellen Not. Das galt für den Wissenschaftler wie den Schriftsteller und den Journalisten genauso wie auch für den Familienvater, der keine Arbeit fand und daher in seinen eigenen Augen nicht einmal mehr dafür taugte, seine Familie zu ernähren, seinen Kindern eine Zukunft zu bieten.

Die Frage, wofür bin ich eigentlich noch zu gebrauchen, ist eine wichtige Sinnfrage, die, wenn sie negativ beantwortet wird, die menschliche Würde außer Kraft setzt. „Nicht vom Brot allein lebt der Mensch".[158] Dieses scheinbar aus dem Zusammenhang gerissene Zitat aus der Bibel sollte immer mitbedacht werden, wenn über die Situation von Flüchtlingen diskutiert wird.

Karolina Lanckorońska erklärte dazu über ihre Freundin:

> „Sie war nicht ungern in Amerika und innerlich modern genug, um das Neuland zu verstehen. Sie war früher oft dort gewesen und während des zweiten Weltkrieges, den sie in leidenschaftlicher Ablehnung des Nationalsozialismus fern der Heimat verbrachte, hatte sie sich dort angesiedelt."[159]

Es stellt sich die Frage, ob Anna Schwarzenberg in Amerika eine Heimat gefunden oder sich dort nur „angesiedelt" hatte.

Adolph Schwarzenberg starb 1950 an Herzversagen. Seine Schwester traf dieser Abschied schwer, sie verlor nicht nur einen geliebten Bruder, sondern ihren ältesten Freund.

---

[158] Mathäus 4,4.

[159] Archiv Murau.

# Leben in Vermont

Im Norden der USA gelegen, grenzt der Staat Vermont an Kanada. Deutsche und österreichische Emigranten liebten Vermont, nicht nur wegen seiner relativen Nähe zu New York.

Alice Zuckmayer, die früher in Österreich beheimatete Frau des berühmten Dichters, fasst die Gefühle vieler dieser Neuankömmlinge zusammen, wenn sie über ihre Wohnungssuche in Vermont schreibt:

> „Auf der Fahrt ... nach Barnard wurden wir ganz ruhig. Wir fuhren, so erschien es uns, durch die österreichischen Voralpen. Wir glaubten salzburgisches, oberösterreichisches, steirisches Land zu erkennen ... Alles war uns vertraut. Die Häuser, die Kirchen, die Farmen waren anders, aber da hatten wir schon gelernt, das Anders-Sein zu verstehen und zu lieben. Jene erste Reise in Vermont aber war eine Rückreise in die Vergangenheit, ein Gleiten durch eine Erinnerungslandschaft."[160]

Von Hilda und Louis Rothschild, aus dem Wiener Zweig der Familie stammend, die sich ebenfalls in Barnard angesiedelt hatten, sind ähnliche Äußerungen überliefert.

Carl Zuckmayer behauptete sogar, die europäischen Emigranten hätten die Möglichkeit gehabt – wenn sie es sich finanziell leisten konnten – sich die Landschaft in Amerika auszuwählen, die ihrer ehemaligen Heimat am ähnlichsten war.

„Es ist notorisch, dass in Amerika sehr viele Neusiedler die Landschaft suchen oder wie wir, durch Glücksfall finden, die für sie vertrauten Charakter hat. Dieser Kontinent schließt alle Landschaften der Erde in sich ein."[161]

Nicht zuletzt dürfte Vermont für Anna Schwarzenberg den Zuschlag erhalten haben, da ihr Bruder Adolph inzwischen auch dort lebte. Nach ihrer Pensionierung

---

[160] Alice Herdan-Zuckmeyer: Das Scheusal. Die Geschichte einer sonderbaren Erbschaft, Frankfurt/Main 1972, S. 72 f.

[161] Ebd., S. 172/73.

1948 fand sie in Barnard bei Woodstock ein kleines Häuschen, das sie mit ihren beiden Katzen bezog.

In seiner Chronik über Woodstock, die Jahre 1890 bis 1983 umfassend, zitiert der Verfasser Peter S. Jennison aus einem Brief, den ihm William J. Nichols, der ehemalige Herausgeber des *This Week* über seine Zeit in Woodstock 1983 aus Paris schrieb. Nichols nennt diese Jahre: „als Woodstock und Umgebung zu Klein Europa wurden mit Dorothy Thompsom Maria Theresia spielend, mit Vicent Sheean und John Gunther als Teil ihres Hofes."[162]

Er fährt in seiner Beschreibung fort:

> „Es war eine phantastische Zeit als die Obst- und Gemüseläden von niemand anderem als Leuten in Dirndln und Lederhosen besucht wurden, deutsch sprechend. Unter ihnen als Schlüsselfigur Carl Zuckmayer, der berühmte Stückeschreiber, der stolzer darauf war, dass er auserwählt wurde, zum Barnader Gutshof zu gehören als auf sein bisher erschienenes Werk, und Prinzessin Annie Schwartzenberg (großer Name und kein Geld) in einem kleinen Haus nahe Bethel, wo sie eine Hausindustrie betrieb mit dem Namen ‚Princess Annies Selbstgestricktes'.
>
> Alle ihre Nachbarn liebten sie und nannten sie ‚Annie' … Wann immer Dorothy Thompson das Problem hatte, jemanden zur Aushilfe zu finden … suchte sie Annie Schwarzenberg auf und, bingo, einer ihrer Untertanen nahm die Sache in die Hand."[163]

Ebenfalls zu dieser Zeit hatte sich in Barnard ein illusteres Ehepaar angesiedelt, das dem Ort durch seine Anwesenheit und durch seine Gäste Glanz zu verleihen wusste. Es handelte sich um Baron Louis von Rothschild und seine Frau Hilda, geborene

---

[162] Peter S. Jennison: The History of Woodstock, Vermont, 1890–1983, Woodstock 1985, S. 190: „When Woodstock and vicinity became a little Europa with Dorothy Thompson playing Marie Therese and Vincent Sheean and John Gunther part of her court."

[163] Jennison, S. 190: „It was a fabulous time when the green grocery was filled with nothing but people in dirndls and lederhosen, speaking deutsch. Among key figures: Carl Zuckmeyer, the very great playwright, who was prouder of being elected to the Barnard grange than of his literary achievements, and Princess Annie Schwartzenberg (great name – no money) in a little house near Bethel, where she organized a cottage-industry called „Princess Annie's Handknits" All her neighbours adored her, and called her „Annie" … When Dorothy Thompson had the repeated problem of finding no one to help out … she would turn to Princess Schwarzenberg, and, bingo, one of her subjects took the matter in hand."

Prinzessin Auersperg. Hilda Auersperg hatte jahrelang vor ihrer Heirat mit Dorothy Thompson zusammengearbeitet.

Auch ihnen widmete Nichols in seinen Erinnerungen an Jennison einen Abschnitt. Er beschrieb Louis von Rotschschild als das Haupt des österreichischen Zweigs der berühmten Bankerfamilie, der nach Barnard kam, nachdem er den Nazis eine horrende Summe gezahlt hatte, um aus dem Wiener Gefängnis entlassen zu werden. „Nun", meinte er, „Vermont ist ein bemerkenswerter Ort. Immer passiert irgendetwas, das nie zuvor passiert ist. Und immer ist es etwas, das dein Geld kostet."[164]

Als Louis von Rothschild 1955 starb, schrieb Dorothy Thompson einen Nachruf im *Standard*[165]:

> „In den vergangenen 8 Jahren waren Baron und Baronin von Rothschild in der alten Ellis Farm in Barnard zu Hause und all ihren Nachbarn in der in Barnard üblichen Art als ‚Hilda‘ und ‚Louis‘ bekannt. Von den fabelhaften Rotshschild-Sammlungen birgt ein Landhaus in Vermont einen kleinen Abglanz der Paläste und Schlösser, in denen er die meiste Zeit seines Lebens verbrachte. Die wunderschönen Gartenanlagen verdankten ihre Planung Mrs. Rothschild, die während der Zeit des Wachsens nahezu jeden Morgen selbst in ihm arbeitete.[166]
>
> Jedermann im Umkreis von Meilen kannte das Anwesen. Denn einmal im Sommer gaben die Rothschilds ein Open-air-Kinderfest mit Tanz und Barbecue, zu dem jedermann in Ost-Barnard, Barnard und South Royalton eingeladen war.

---

[164] Jennison, S. 190: „... head of the Austrian branch of the famous banking family, who moved to Barnard after paying the Nazis a huge ransom from his release from prison in Vienna. ‚Well‘, he said, ‚I find Vermont a very remarkable place. Always something happens that never happened before. And always it is something that costs you money.‘"

[165] Jennison, S. 190/191.

[166] Jennison, S. 191: „For the past eight years Baron and Baroness de Rothschild have made their home in East Barnard on the old Ellis Farm and been known to all their neighbour in the simple Vermont way as ‚Hilda‘ and ‚Louis‘. From the fabulous Rothschild's collections, is still a Vermont country home bearing little resemblance to the palaces and castles in which the Baron spent most of his life. Its beautiful gardens were planned by Mrs. Rothschild and nearly every early morning during the growing season she has worked in them herself. "

Dreihundert und mehr Menschen, Kinder eingeschlossen, nahmen immer teil. Unter diesen Freunden und Gästen war Baron von Rothschild trotz seiner angeborenen und anerzogenen Zurückhaltung – eine bei den Vermontern nicht ungeschätzten Eigenschaft – wegen seiner Gastfreundschaft, seiner Großzügigkeit und dem Interesse, das er allen entgegenbrachte, mit denen er in Kontakt kam, beliebt. Er war ein Kavalier alter Schule und jedermann entdeckte dies in seiner unveränderlichen Sanftmut, seinem Humor und der Zuvorkommenheit und Rücksicht, die er allen gegenüber zeigte, ohne Rücksicht auf ihren ‚sozialen Stand'.

Er liebte die Natur, unternahm weite Spaziergänge in den Wäldern und schwamm fast an jedem warmen Tag im Silber See. Er interessierte sich für Botanik, Geologie, Philosophie und Kunst und hörte nie auf zu studieren, mit einer intensiven Gründlichkeit, die ihn fortwährend jung erhielt."[167]

Die zitierten Berichte lassen die Frage aufkommen, ob die Flüchtlinge wirklich akzeptierte Mitbürger werden konnten oder ob ihnen doch immer etwas Exotisches angeheftet blieb.

Wie sie die eigenen Vorstellungen sahen, beschreibt Hannah Arendt, selbst Emigrantin, sehr treffend:

„Unsere neuen Freunde, die von so vielen Berühmtheiten ziemlich überwältigt sind, verstehen kaum, dass sich hinter allen unseren Schilderungen vergangener Glanzzeiten eine menschliche Wahrheit verbirgt: dass wir nämlich einst Menschen gewesen sind, um die sich andere gekümmert haben, dass

---

[167] Jennison, S. 191: „Everybody from miles around knows the place, if only because, once a summer, the Rothschilds have given an open air barn dance and barbeque to which everyone in East Barnard, Barnard and South Royalton has been invited by blanked invitation. Three hundred or more people including children invariably attended.
Among these Vermont friends and guests Baron de Rothschild despite natural and inbred reserve – a quality non unappreciated by Vermonters, was beloved for his hospitality, generosity, and interest in all the people with whom he came in contact. He was a very great gentleman of an almost vanished school and everybody recognized it in his invariable gentleness and Humor, and the courtesy and consideration, he showed to everyone equally, regardless of „social station".
He loved nature, took long walks in the woods, and swam on nearly every warm day in Silver Lake. He was interested in botany, geology, philosophy, and art and never stopped studying, with an intellectual inquisitivness, that kept him perpetually young."

unsere Freunde uns gern hatten und dass wir sogar bei den Hausbesitzern dafür bekannt waren, dass wir unsere Miete pünktlich zahlten.“[168]

Man wollte letztlich nicht als „großer Mann“ akzeptiert werden, sondern als menschliches Wesen.

# Neue Freunde

Dorothy Thompson war für viele Emigranten der „Glücksfall“, den Carl Zuckmayer in seinen Memoiren ansprach.[169]. Sie hatte als junge Journalistin Weltruf erlangt, nachdem sie die erste ausländische Journalistin war, die auf ausdrücklichen Befehl Hitlers 1934 Deutschland innerhalb von 48 Stunden verlassen musste.

Anlass für des Führers persönliche Maßnahme war ein Interview, das ihr der Diktator 1931 gewährt hatte. Hitler war dafür bekannt, dass er sich, vor allem bei ausländischen Berichterstattern, ungern einem Interview stellte. Seit 1923 soll sich Dorothy Thompson, immer vergeblich, um ein Interview mit ihm bemüht haben. Erst 1931 wurde Thompson zugelassen.

Sie schrieb nach diesem Gespräch einen vernichtenden Artikel. Sie schilderte einen kleinen, unbedeutenden, von sich überzeugten Spießer, getrieben von diffusem antisemitischem und sozialistischem Ideengut, der den Arier als geborenen Herrscher über die Welt bezeichnete. Sie meinte, dass er wahrscheinlich „beim Trinken einer Tasse Tee den Henkel mit abgespreiztem kleinen Finger halten würde“.

Heute wird Dorothy Thompson vorgehalten, sie habe Hitler unterschätzt, ein Vorwurf, den man so nicht stehen lassen kann. Über die persönliche Beschreibung des zukünftigen Diktators – sie erinnert an Charly Chaplins Film „Der große Diktator“ – übersahen viele Leser die drei Fragen, die Hitler ihr beantwortete.

Mehr Fragen zu stellen, wie die versierte Journalistin eigentlich geplant hatte, war ihr nicht möglich: Hitlers Monologe ließen das nicht zu.

---

[168]  Hannah Arendt: Wir Flüchtlinge. Ein Essay. Stuttgart 2018, S. 22.

[169]  Dorothy Thompson, 1893–1961, in England geboren, amerikanische Journalistin.

Die Antwort auf eine der Fragen lässt im Rückblick nichts an Deutlichkeit zu wünschen übrig. Auf Thompsons Frage, ob er die Weimarer Republik abschaffen werde, wenn er an die Macht käme, antwortete Hitler, dass er legal an die Macht kommen und das augenblickliche Parlament sowie die Weimarer Verfassung abschaffen werde.

Hitler fuhr fort: „Ich werde einen autoritären Staat, von der kleinsten Zelle bis zur höchsten Instanz gründen, überall wird Verantwortung und Autorität von oben sein, Disziplin und Gehorsam von unten."[170]

Später verfasste Dorothy Thompson ein Buch: „I saw Hitler!"[171].

Nach ihrer Heirat mit Sinclair Lewis zogen die beiden auf eine Farm nach Woodstock-Barnard im Staate Vermont. Diese, ihre zweite Ehe, scheiterte, aber Dorothy behielt das Haus, verbrachte dort ihre Ferien und betätigte sich nebenher als Maklerin.

In der Chronik über Woodstock wird aus Nichols Brief wieder zitiert:

> „Dorothy Thompson und der ‚Rote' Louis waren durch ihre verschiedenen Karrieren oft getrennt, 1941 entschloss sie sich, sich von ihm scheiden zu lassen (mit Loren Pierce als Scheidungsanwalt).
>
> Ihre New Yorker und Bostoner Freunde versammelten sich in der Zwillingsfarm im Juni 1943, um ihre Hochzeit mit Maxim Kopf, einem rabilistischem tschechischen Maler und Bildhauer, zu feiern.
>
> In den 1950ern ‚führte Miss Thompson Sparsamkeit in der Zwillingsfarm' ein, wie ihre Biographin Marion K. Sanders berichtet, aber diese Einrichtung beeinträchtigte die Freuden ihres Sommers keineswegs.
>
> Ihre jährlich wiederkehrende Geburtstagsfeier am 9. Juli hatte mehr denn je den Anstrich eines nationalen Festtags … Da waren als Gastgeber neue und gleichermaßen bewundernde Freunde – James und Peta Fuller, die in die Hinterwaldfarm gezogen waren … Lisa Sergio, die gutaussehende, italienischstämmige Radiokommentatorin, die in … Woodstock mit Anna Batchelder, die der führende Genius der Lebensmittelseiten des *Ladies' Home Journal* war … Dann war da noch eine Menge freundlicher eingeborener Nachbarn, die vielleicht eine Augenbraue über einige Vorgänge

---

[170]   *American History Magazine*, Oktober 2015.

[171]   Dorothy Thompson: I saw Hitler!, New York 1932.

auf der Zwillingsfarm hochzogen, aber selten ihre Gastfreundschaft ablehnten."[172]

Dorothy hatte einen weiten Bekannten- und Freundeskreis, dem wichtige Politiker
ebenso angehörten wie Wissenschaftler und vor allem Künstler.

Sie war als Journalistin sehr angesehen. So schrieb sie während des Krieges
wöchentlich politische Kolumnen für die unterschiedlichsten großen amerikanischen Zeitungen und Zeitschriften und verfasste Kommentare für
Radiostationen.

Ihre Kenntnisse, nicht nur von Europa, sondern vor allem von dem immer
bedrohlicher werdenden Deutschland, garantierten ihr auch großen politischen
Einfluss. Diesen schrieb man ihr vor allem auf Eleanor Roosevelt zu.

Je weiter die Hitler-Diktatur fortschritt, desto größer wurde ihre Abscheu vor
den Nazis. Dies schlug sich nicht nur in ihren Berichten nieder, sondern machte
sie auch zu einer der hilfreichsten Freunde der Emigranten, gleichgültig, ob sie nun
jüdisch waren, geistig oder politisch verfolgt wurden.

Sie bemühte sich um Einreise- und Aufenthaltserlaubnisse, sie half bei den
Versuchen, ein neues Zuhause zu finden oder eine neue Karriere aufzubauen. Alten
Freunden und Bekannten aus ihrer Wiener und Berliner Zeit, die aus Deutschland
fliehen mussten, galt ihre selbstlose und tatkräftige Hilfe.

Und von diesen alten Freunden gab es eine ganz Menge, vor allem unter Künstlern
und Schriftstellern. Nicht nur die Zuckmayers zählten zu ihnen. Sie kannte Ödön

---

[172] Jennison, S. 191: „Dorothy Thompson and „Red" Louis were frequently seperated by
there divergent careers, in 1941 she filed suit for divorce in Woodstock (with Loren
Pierce as her attorney). Her New York and Boston friends gathered at Twin Farms in
June 1943 to celebrate her marriage to Maxim Kopf, a „Rabelaisian" Czech painter and
sculptor.
In the 1950s, Miss Thompson ‚instituted economics at Twin Farms' according to her biog-
rapher, Marion K. Sanders, but this innovations did not mar the pleasures of her Vermont
summers. Her annual birthday fiesta on July 9 took on more than ever the air of a national holyday … There were a host of new and equally admiring friends – James and Peta
Fuller, who had moved in Backwoods Farm … Lisa Sergio, the handsome Italian-born
radio commentator and lecturer, who was living in …Woodstock with Anna Batchelder,
presiding genius of the *Ladies' Home Journal* food pages … There were also an abundance
of friendly indigenous neighbours who might raise an eyebrow over some of the 'goings'
on at Twin Farm but seldom declined its hospitality."

von Horvath, Thomas Mann, Bertold Brecht, Stefan Zweig oder Johannes Urzidil, aber auch Theaterintendanten wie Fritz Kortner.

In erster Ehe war sie mit einem Ungarn verheiratet. Ihr dritter Ehemann war der tschechische Maler und Bildhauer Maxim Kopf, 1892 in Prag geboren. Mit 19 Jahren gründete er – zunächst dem Expressionismus zugeneigt – die Künstlergruppe „Die Pilger" mit Deutsch sprechenden und tschechischen Malern, zu der später Emil Orlik stieß. Die Gruppe bestand bis 1925.

Nach einer gefährlichen Odyssee, die auch Lagerinhaftierungen einschloss, gelang Kopf die Flucht nach Amerika. Er starb 1958 und wurde, wie später Dorothy Thompson, auf dem Friedhof in Barnard beigesetzt.

Die Geschwister Schwarzenberg kannten die beiden vielleicht schon aus deren Zeit in Wien und Prag, sicher aber aus New York, da die österreichischen Emigrantengruppen ja auch automatisch ungarische und tschechische Flüchtlinge mit einschlossen. Adolph Schwarzenberg hatte während seiner Studienzeit in Prag viel in den Kneipen mit tschechischen Künstlern verkehrt und dürfte Kopf schon seit dieser Zeit gekannt haben.

Dorothy Thompson war auch in Barnard der unbestrittene Mittelpunkt und ihre Freundschaft verband sie mit den dort lebenden deutschen Emigranten, die wiederum untereinander befreundet waren.

Dass auch Anna Schwarzenberg fest in diesen Kreis gehörte, verrät ein Brief, den sie an die Zuckmayers am 8. Februar 1952 nach Europa schrieb:[173]

> „Hier nicht viel Neues – die üblichen Dramen im Hause Sheran[174] – die alle Bekannten in Atem halten – man erwartet Scheidung – Mord – crime passionelle – und – hört plötzlich (mit blöd-offenem Maul) dass alles in Butter ist – one happy family … Von Dorothy habe ich nichts gehört – dort säuft man weiter. Peter Fuller hatte einen Job, hat ihn verloren und ist wieder auf der Suche – übliche Runde. – Louis und Hilda sind in San Domingo oder sonst wo. Louis hat am 5. März 70. Geburtstag, der glaube ich in N.Y. gefeiert wird, dann gehen sie nach Europa!"

---

[173] Anna Schwarzenberg an Alice Herdan-Zuckmayer, 8. Februar 1952, Deutsches Literatur Archiv Marbach: A: Zuckmayer Herdan-Zuckmayer, Zug. Nr. 96.6. 1965

[174] Mrs. Sheran engagierte sich ebenfalls bei dem Verkauf von Anna Schwarzenbergs Wollsachen.

Dieser Brief zeigt gerade durch seine das Umfeld betreffende schonungslosen Tratschgeschichten eine große Vertrautheit, die unterstrichen wird durch die Frage nach dem Befinden der Kinder und Enkel.

Der Brief schließt mit einer Bitte und dem Hinweis auf Alice Zuckmeyer-Herdans Buch: „Kommt bald wieder, es ist schön in den grünen Bergen[175]. Sehr viel Liebes Euch beiden Anni."

Anna Schwarzenbergs Freundschaft mit den Zuckmayers beschränkte sich nicht nur auf Dorftratsch.

Das Werk Zuckmayers dürfte ihr vertraut gewesen sein. Dass sie sich mit der zeitgenössischen Literatur im Exil auseinandersetzte, belegt ein anderer Brief von ihr. Am 20. April 1942 hatte sie noch aus New York an Alma Werfel-Mahler geschrieben:

> „… Ich habe so oft an Sie beide gedacht und ganz besonders beim Lesen vom ‚Lied von Bernadette'.[176] Wirklich, die Stunden, die ich mit diesem zauber-
> haften Lied, ja das ist es wahrhaftig, verbracht habe – sind die schönsten, die
> ich im ‚Exil' verbracht habe. Bitte sagen Sie Fr. Werfel, dass er gar nicht ahnt,
> was einem dieses Buch gibt, wie viel Trost, Freude, Rührung und Dankbar-
> keit. Es ist bestimmt eines der schönsten Bücher, das ich je gelesen habe. Er
> soll mir bald wieder etwas schreiben! Finden Sie nicht auch?"[177]

Anna Schwarzenberg machte in einem anderen Brief[178] Dorothy Thompson auf ein Buch aufmerksam, von dem sie glaubte, die Journalistin könne eine Rezension schreiben. Nachdem sie die Freundin gebeten hatte: „please don't overwork" fügte sie hinzu:

> „Karin Roon verbrachte ein Wochenende bei mir, sie hat gerade ein Buch
> veröffentlicht, ‚Ein neuer Weg auszuspannen', das ich für sehr gut halte. Sie
> hat, wie Du weißt, eine spezielle Idee zu dem Gegenstand. Das Buch ist gut

---

[175] Alice Herdan-Zuckmayer: Die Farm in den grünen Bergen, Hamburg 1949.

[176] Franz Werfel: Das Lied von Bernadette, Stockholm 1941.

[177] Kislak Center for Special Collections, Rare Books and Manuskripts, University of Pennsylvania.

[178] Brief vom 2. Januar 1950, Special Research Center University Archives Syracuse. Univertsity Libraries.

geschrieben und voll von gesundem Menschenverstand. Ich dachte mir, dass Du vielleicht daran interessiert bist, das Buch zu sehen (wenn Du das nicht schon hast) und über es zu schreiben. Entspannen ist in unseren Tagen so notwendig, das Buch ist leicht und unterhaltend geschrieben und ich bin der Meinung, dass es Otto Normalverbraucher helfen kann, Stress zu überwinden. – Ich weiß, wie beschäftigt Du bist, aber ich glaube, Karin Roon hat etwas entdeckt, was einer größeren Menge Menschen zugänglich gemacht werden sollte – ein Artikel wurde in *Collier's* veröffentlicht und ein anderer soll in der *Vogue* erscheinen."[179]

Da das Ehepaar Zuckmayer 1952 nach Europa gereist war, um in Wien an der Premiere des Theaterstücks „Herbert Engelmann" von Gerhart Hauptmann in einer Bearbeitung von Carl Zuckmayer im Akademietheater teilzunehmen, bat Anna Schwarzenberg die „Zucks" in ihrem schon zitierten Brief, doch bitte nicht zu vergessen, ihre Schwester Croy aus Authal bei Zeltweg einzuladen. Eine der Rollen spielte Curd Jürgens.

1953 reiste Anna Schwarzenberg krebskrank nach Europa, wohl wissend, dass sie nicht mehr in ihr Haus nach Vermont zurückkehren würde. Sie lag eine ganze Zeit lang nach einer Krebsoperation in Wien im Rudolfinerhaus, um dann zum Sterben nach Authal zu Schwester und Schwager Croy zu gehen.

Wie ihr ganzes Leben stand auch ihr Tod im Zeichen ihres kompromisslosen Glaubens. Als ihr die jüngste Tochter Kaiser Karls ein Stückchen seines Hemdes geben wollte, mit der Bitte, es unter ihre Matratze zu legen, damit eventuell ein Wunder geschähe, bat sie ihren Gast freundlich, aber bestimmt, das „Flinserl" wieder mitzunehmen und sie in Ruhe sterben zu lassen.

Ihrer scharfen Zunge genau bewusst, legte sie bei einem befreundeten Geistlichen eine Beichte darüber ab. Der soll nach kurzem Zögern gemeint haben: „Aber lustig war es doch!"

---

[179] Ebd.: „Karin Roon spent a week-end with me, she has just published a book 'a new way to relax' which I think is excellent. She has as you know has a very special idea on the subject. The book is well written and full of common sense. I thought that you might be interested to see it (if you have'nt done so) and write about it- Relaxation is so needed in our days, the book is easy and entertaining reading and I believe can help the average person to avoid overtrain. – I know how busy you are but I believe Karin Roon has got something which should be made available to a wider public – article has been published in Collier's, another is coming out in Vogue."

Frau Zuckmayer, die sich in Woodstock nach Anna Schwarzenbergs Tod rührend um den Nachlass kümmerte und darüber mit Maritschie Croy korrespondierte, gibt ein lebendiges Bild über das Leben der Verstorbenen in Vermont.

Die beiden verband eine große Freundschaft, die nicht zuletzt auf der ihnen gemeinsamen Tierliebe fußte. Alice Herdan-Zuckmayer fasste die ihre in der damals sehr beliebten Erzählung „Das Scheusal"[180] zusammen. Anna Schwarzenberg erlebte das Entstehen dieser Geschichte noch mit. Das Büchlein selbst erschien erst nach ihrem Tod.

Anna Schwarzenbergs Tierliebe beschrieb Frau Zuckmayer indirekt, als sie Maritschie Croy wissen ließ, dass es ihr immer schrecklich sei, in das Haus der Verstorbenen zu gehen und dort deren wartende Katzen vorzufinden. (Ich muss zugeben, zu erfahren, dass die Gegenstände von Anna Schwarzenbergs Tierliebe Katzen waren, versetzte mich erst einmal in einiges Erstaunen. Ich wusste das vorher nicht, denn das hat nun wirklich nichts mit der Tradition einer Familie von Jägern zu tun! Hunde natürlich – aber Katzen? Die konnte man doch eigentlich nur erbarmungslos jagen!)

> „Wir warteten noch immer zu, jetzt aber hab ich den Tierarzt verständigt, dass er hinaus fährt und die Alitschi einschläfert. Sie hat schweres Asthma und sitzt und wartet. Peter wird zu den Guertlers kommen, der ist ganz munter und vergnügt und ist schon sehr viel im Guertler-Haus.
>
> Anni schrieb in ihrem Brief vom 5. Oktober: ‚aber jetzt kommen meine Sorgen (dies schrieb die rührende Anni, nachdem sie mir mitgeteilt hat, dass sie unheilbar – ‚inoperable – also a matter of months not years' krank sei.) … und dann meine Katzen? Glaubst Du nicht, it would be best to put them away? Aber meine Piltschin fürchtet sich so vorm Autofahren und wenn so soll es doch sanft sein?'
>
> Ich werde den Brief für mein Lebtag aufheben, er ist einer der schönsten und beispielhaft menschlichsten und frommen Dokumente. – Ja also, sehen Sie, drum wird man das nun mehr ausgeben und den Doktor kommen lassen, damit die Piltschin sanft und ohne Autofahren stirbt."[181]

---

[180]  Alice Herdan-Zuckmayer: Das Scheusal. Die Geschichte einer sonderbaren Erbschaft, Frankfurt/ Main 1972.

[181]  8. Jänner 1954, Deutsches Literaturarchiv: A: Zuckmayer-Herdan-Zuckmayer Zug. Nr.: 96.6. 668.

# Die Heimindustrie

Doch war das nicht das einzige Vermächtnis, dass Alice Herdan-Zuckmayer im Sinne ihrer verstorbenen Freundin zu erfüllen versuchte. Schon vor ihren Katzen hatte Anna Schwarzenberg die Sorge um ihre Haushaltshilfe angesprochen:

> „Rosi und Familie. Ich will nicht – dass sie es jetzt schon weiß – aber bald möchte ich wegen meines Häuschen und Einrichtung etc. alles ordnen, ich möchte so ziemlich alles vorher verkaufen, verteilen etc. damit niemand nachher geplagt ist."[182]

Leider verlief ihre Krankheit so schnell, dass hier keine weiteren Anweisungen erfolgten. Wie der Briefwechsel[183] zwischen Alice Herdan-Zuckmayer und Maritschie Croy nach Anna Schwarzenbergs Tod deutlich macht – trat genau das ein, was die Verstorbene hatte vermeiden wollen. Zunächst stürzte sich Frau Zuckmayer voller Enthusiasmus und erfüllt von dem Gedanken, alles im Sinne der Freundin zu ordnen, in die Auflösung des Nachlasses.

Hier erwies sich als Hauptproblem Anna Schwarzenbergs kleine Heimmanufaktur. Maritschie Croy, die ihre Schwester besucht hatte, kannte das Unternehmen in Vermont. Als sie gebeten wurde, für die Familiengeschichte, die ihr Vetter Karl Fürst Schwarzenberg schrieb, über das zu berichten, was sie über ihre Schwester wusste, erwähnte sie auch die kleine Fabrikation:

> „Sie kaufte sich ein kleines Haus im Staate Vermont[184]. In Vermont hatte sie ein warmes Herz für alle sozialen Probleme und erfasste rasch, dass die Fertigkeit der dortigen Hausfrauen im Handarbeiten dazu dienen konnte, den Familien zusätzlich ein Einkommen zu verschaffen. So organisierte und fi-

---

[182] Brief vom 8. Januar 1954, Alice Herdan Zuckmayer an Maritschie Croy, Marburg Literaturarchiv.

[183] Deutsches Literaturarchiv Marbach: Zuckmayer Herdan-Zuckmayer: A: Zug. Nr. 96.6.295/1–6.

[184] Datum unbekannt.

nanzierte sie eine Hausindustrie, welche Strickwaren erzeugte und nach New York verkaufte. Sie beschäftigte bis zu 120 Personen."[185]

Karolina Lanckorońska  berichtete in ihrem Nachruf: „In ihrem Heim in Amerika im Staate Vermont hat sie Heimarbeit in großem Stil organisiert, die so manchem Flüchtling Verdienst brachte. Das war ihre letzte soziale Leistung."[186]

Frau Zuckmayer versuchte, die übrig gebliebenen Kleidungsstücke aus dem Geschäft so gut wie möglich zu verkaufen. Ein Brief [187] an Maria Steller, die wohl den Verkauf der Sachen mit Anna Schwarzenberg bisher in Vermont geleitet hatte, wirft ein Licht auf die Probleme.

Über den Verkauf der Kleidungsstücke selbst heißt es:

> „Das Geschäft drüben in Hanover ging jetzt im Fasching ganz gut, aber vor allem Teuren schrecken die Käufer (Verwandte der Studenten) zurück – dazu müsste man eine ganz bestimmte Park Avenue Kundschaft haben. Ich bin jedenfalls froh, dass doch ein ziemlicher Teil der Sachen verkauft worden ist, bevor sie Schaden nehmen."

Dass es eine „Park Avenue Kundschaft" in Amerika gegeben haben dürfte, könnte einmal daraus hervorgehen, dass Alice Herdan-Zuckmayer in einem anderen Brief an Maria Stelle berichtet, Rosi sei nach New York, um den Rücktransport der dortigen Ware einzuleiten.

Zum anderen befindet sich im Nachlass von Frau Zuckmayer ein Blatt, das an eine Mrs. Angel Gropper, 11 Fortuna Avenue, San Francisco, adressiert, neben der Auflistung der zu verkaufenden Strickwaren ganz am Ende aufführt: „Firmenetiketten für die, die eine Prinzessin als Herstellerin haben wollen."[188]

Alice Herdan-Zuckmayer hatte große Zweifel, wie sie sich als ‚Sales-Lady' ausnehmen würde, wenn sie an dem Ort, an dem Anna Schwarzenberg und Maria Stelle

---

[185]  Familienarchiv Murau.

[186]  Familienarchiv Murau.

[187]  Deutsches Literaturarchiv Marbach: Zuckmayer Herdan-Zuckmayer: A: Zug. Nr. 96.6.1124/1–2.

[188]  Deutsches Literaturarchiv Marbach: Zuckmayer Herdan-Zuckmayer: A: Zug. Nr. 96.61099/2.

noch im Vorjahr Sachen ausgestellt und verkauft hatten, diese Arbeit übernehmen würde, denn sie hätte das „noch nie" getan. Allerdings klingt die anschließende Beschreibung dessen, was sie an Vorbereitungen und geschäftlichen Vorstellungen entwickeln wollte, gar nicht so unprofessionell.

In dem Briefwechsel mit Maritschi Croy wird ein weiteres Problem, das Ordnen des Nachlasses betreffend, angesprochen, das auch den Verkauf der Wollsachen betraf. Der Erbschein aus Österreich, um den Frau Zuckmayer gebeten hatte, ließ auf sich warten – es ist nicht überliefert, ob er überhaupt je ankam. Auf jeden Fall durfte Alice Herdan-Zuckmayer, streng genommen, die Reste der Manufaktur gar nicht verkaufen.

Aber auch dieses Hindernis nahm Frau Zuckmayer mit Bravour und ganz im Sinne der Verstorbenen:

> „Eigentlich müsste jetzt alles stillstehen bis zur Testamentseröffnung, aber das wäre ein solcher Wahnsinn – nämlich die Winterverkaufssaison hier nicht bis ins letzte auszunutzen und die Anni selbst würde das für so blödsinnig halten, dass ich die Sache einfach weiterlaufen lasse und die Vollmacht, die ich von Anni zum Verkauf hab als weiter gültig betrachte."[189]

In den Unterlagen von Frau Alice im Literaturarchiv in Marburg findet sich die Kopie folgender Erklärung[190]:

> „Auf Grund der ernsthaften Erkrankung von Prinzessin Anna Schwarzenberg, früher in der Gemeinde von Barnard, jetzt in Wien bei ihrer Familie unternehme ich den Verkauf von gestrickter Kleidung, Pullovern, Socken und anderer gestrickter Artikel angefertigt von Prinzessin Anni, im weißen Schrank Gasthaus, am 9. und am 19. Dezember von 10–17 Uhr. Große Teile der Ware sind um 50 % zurückgesetzt. Frau Carl Zuckmayer."[191]

---

[189]  Brief an Maria Steller vom 25. Februar 1954.

[190]  Deutsches Literaturarchiv Marbach: Zuckmayer Herdan-Zuckmayer: A: Zug. Nr. 96.6.1124/1–2.

[191]  Deutsches Literaturarchiv Marbach: Zuckmayer Herdan-Zuckmayer: A: Zug. Nr. 96.6.1985.

Über ihre Versuche, die kleine Heimindustrie entsprechend ihrem Willen aufzu-lösen, hatte Frau Zuckmayer schon immer wieder an die Kranke nach Autthal ge-schrieben, ohne eine der ersehnten Antworten zu bekommen. Nach ihrem Tod er-klärte[192] Maritschie Croy Frau Zuckmayer den Grund. Aus dem Krankenhaus in Wien in Authal angekommen, verschlechterte sich der Zustand ihrer Schwester rapide. Anna Schwarzenberg wurde zusehends schwächer.

Daher hatte sie zunächst eine Antwort an Frau Zuckmayer hinausgeschoben. Doch bald war sie dazu nicht mehr fähig. Aufgrund der großen Schmerzen und der deshalb erforderlichen starken Medikamente erlosch ihre Anteilnahme an den Dingen, die nicht ihren mühsamen Alltag selbst betrafen, immer mehr.

Die Abwicklung des Nachlasses gestaltete sich auf der ganzen Linie mühsam und diese Mühsal, die Alice Herdan-Zuckmayers Zeit immer mehr in Anspruch nahm, bestimmte auch zusehends ihren Briefwechsel mit Maritschie Croy. In dem schon zitierten Brief vom 8. Jänner 1954 schreibt sie, nachdem die Katzenfrage geklärt war:

> „Sehen Sie und seit dem Brief betracht ich die Guertlers auch als eine Art
> von Vermächtnis und drum habe ich Ihnen in größter Sorge die Briefe ge-
> schrieben, die leider nicht mehr rechtzeitig ankamen … Ja, nun muß ich also
> zu meinen Sorgen zurückkommen. Miss Sherburne und ich beeilten uns auf
> Annis Wunsch sehr mit dem Verkauf der Dinge und Miss Sherburne hat
> sehr anständige Preise erzielt – die man normalerweise gar nicht erzielen
> konnte. Ich meinerseits bemühte mich sehr um die Wollsachen und deren
> Verkauf und hatte sehr viel damit zu tun, war aber ganz glücklich, dass es
> weiter ging. Nun weiß ich nicht, was ich tun soll. Dr. Weisenberg sagt, es sei
> ein neues Testament in Wien – solange das nicht hier ist und hier beim Ge-
> richtshof hinterlegt wird, darf nichts angerührt werden und niemand kann
> mehr irgend etwas tun. – – – Nun ist eine weitere Frage für mich noch immer
> dieselbe: die Hauptsorge Annis waren die Guertlers. Sie hat sie zwar reich-
> lich bedacht, aber wir alle haben ganz sicher mit einem Geld-Legat gerech-
> net, dass der Rosi – auch wenns wenig Geld ist – das Gefühl von Sicherheit
> und einem Sparpfennig für unvorhergesehene Zeiten geben würde. Sehen
> Sie, das war ja auch meine geheime Vorstellung, als ich mir – – nach Annis

---

[192] Deutsches Literaturarchiv Marbach: Zuckmayer Herdan-Zuckmayer: A: Zug. Nr. 96.6.295/1–6.

Oktoberbrief die Lage überlegte – – und mich plötzlich entschloss zu versuchen die Wollsachen zu verkaufen. Ich brauch Ihnen nicht sagen, wie viel Arbeit es macht und wie viel Zeit ich dran setzen muss. Mein Mann war schon manchmal ganz besorgt, wie ich Zeit finden werde an meinem Buch weiterzuschreiben, aber dann hat er immer wieder alles eingesehen, weil es ja für Anni war. Dass große Geldschwierigkeiten waren, wusste ich und ich habe z. B. aus dem Verkaufsgeld Rosi im Dezember 140 Dollar gegeben, damit sie die verschiedenen Sachen abschicken, transportieren etc. etc. kann. Und jetzt bitte, liebe Maritschie Croy, verstehen Sie mich nicht falsch: ich kann einfach meine Zeit und meine Arbeitskraft und meinen vollen Einsatz, den man nach wie vor zu diesem Verkauf gebraucht, wenn er erfolgreich sein soll, aufwenden, wenn ich nicht weiß, wozu. Ich hätte eigentlich schon seit der Nachricht sofort alles liegen und stehen lassen, wenn ich nicht wüsste, dass Anni das für einen Wahnsinn halten würde. Ich bin auch gern bereit, mich weiter darum zu kümmern, wenn es im Sinne der Anni, für die Guertlers ist, aber ich kann keine Zeit mehr verlieren, wenn es für einen mir ganz unbekannten Erben (ich weiß gar nicht wer der Erbe ist) ist. Es wird sich dabei höchstens noch um ein paar hundert Dollar drehen, die noch einkommen werden – aber auch da stünde mir das Dranweiter- arbeiten dafür, wenn ich weiß, zu welchem Zweck ich meine Zeit dran setze … Für mich persönlich ist es noch so besonders wichtig, weil wir im Mai nach Europa müssen und ich bis dorthin mit meinem Buch fertig sein muss. Wenn also die Entscheidung über den Ertrag der Wollsachen dahin fällt, dass er nicht für Guertlers, sondern für den mir unbekannten Erben bestimmt wird, so kann ich sofort aufhören mich drum zu kümmern und hab meine volle Zeit zum Schreiben wieder. Ich würde dann nur dafür sorgen, dass die restlichen Wollsachen in Annis Haus zurückkommen und dort verpackt werden."

Frau Alice Herdan-Zuckmayer dämpfte zuletzt in diesem Schreiben noch die Erwartungen für einen guten Kaufpreis für das noch nicht verkaufte Haus. Ein großer Straßenbau sei in Planung und werde nicht nur direkt an Anna Schwarzenbergs Haus vorbeiführen, sondern auch mit großem Lärm verbunden sein: „… es sind derzeit 18 Häuser um Barnard herum zum Verkauf, sodass Verkaufs- und Vermietsaussichten recht schlecht sind."

# Spur in Amerika: Das Kochbuch

Unter dem vielen „Wertvollen", das Anna Schwarzenberg von zu Hause mitgenommen hatte, spielte sicher, neben den „religiösen, ethischen und kulturellen Werten", die ihre Freundin Karolina Lanckorońska eigentlich in ihrem Nachruf unter „wertvoll" zusammengefasst wissen wollte, ein altes Familienkochbuch eine nicht zu unterschätzende Rolle.

Nach Anna Schwarzenbergs Tod fügte Alice Herdan-Zuckmayer an einen ihrer Briefe an die Schwester der Verstobenen an:

> „P.S.: Bitte schreiben Sie mir, ob Sie die Kochbücher dringend brauchen, ich hätte sie Ihnen gerne erst im April geschickt? Ich meine, ihre Schwarzenberg'schen Familienkochbücher (2 Bände), die mir Anni geliehen hatte, bevor sie wegfuhr, und die Sie Ihnen zugedacht hat."[193]

Dieses Kochbuch brachte Anna Schwarzenberg am Ende ihres Lebens einen kleinen Bekanntheitsgrad in Amerika ein und schien dabei an seinen Anfang zu erinnern.

Im Familienarchiv in Murau gibt es die Fotokopie eines wieder einmal weder mit einem Autorennamen noch einer Quellenangabe versehenen Zeitungsartikels in englischer Sprache.

Recherchen ergaben,[194] dass Clementine Paddleford[195] diesen Artikel am 23. September 1951 in der Zeitschrift *This Week Magazine* auf Seite 27 als Kolumne veröffentlichte. Die Überschrift lautete: „Viennese Potroast". Ihr folgte eine Woche später, am 30. September, mit einem anderen Bild von Anna Schwarzenberg das Rezept der Sachertorte unter dem Titel „The Dinner goes on", diesmal ohne Seitenangabe.

---

[193] 8. Januar 1954. Deutsches Literaturarchiv: A: Zuckmayer-Herdan-Zuckmayer Zug. Nr.: 96.6. 668.

[194] Manuscripts/Collections Processor, Library Assistant III Morse Department of Special Collections, KS 66506.

[195] Clementine Paddleford, 1898–1967.

Anna Schwarzenberg und Clementine Paddleford hatten sich im Jahr 1950 zum ersten Mal und dann wohl nicht mehr getroffen. Die Autorin zeigte sich enttäuscht, dass ihr Artikel nicht in seiner ganzen Länge abgedruckt wurde. Das Original ist vorhanden und zeigt, dass im Artikel der interessante Lebenslauf von Anna Schwarzenberg keinen Eingang gefunden hat. Der Kontakt zu der Journalistin dürfte durch Dorothy Thompson zustande gekommen sein, denn beide arbeiteten bei der Zeitung *New York Herald Tribune*, die eine über Lebensmittel und die andere über ausländische Politik.[196]

Dieser kleine, scheinbar „unscheinbare" Zeitungsausschnitt fällt etwas aus dem Rahmen der sonstigen Quellen über Anna Schwarzenbergs Leben. Doch gerade er ermöglicht einen kleinen, aber nicht ganz unwesentlichen Einblick in amerikanische Begegnungen zwischen den Einheimischen und den Emigranten.

Dem dreispaltigen Artikel im *Herald Tribune* ist auch eine Photographie der Rezeptinhaberin hinzugefügt, die die beiden ersten Spalten zur Hälfte füllt. Das Foto ist natürlich inszeniert. Dem Betrachter fröhlich lächelnd zugewandt, bereitet die Köchin ihr reichlich kompliziertes Drei-Gänge-Menü in einer tipptopp aufgeräumten Küche zu und rührt in einem einzigen großen blank geputzten Topf auf ihrem sonst leeren Herd. Die Köchin trägt keine Schürze über ihrem eleganten dunklen Kostüm mit der weißen Bluse mit Schluppe. Hier wird einiges verschwiegen. Anna Schwarzenberg hatte in ihrer Haushälterin Frau Rosi Gürtler eine gute Köchin. Das bedeutete aber nicht, dass sie nicht selber sehr gut kochte.

Im Bild ist rechts oben in einem kleinen, rechteckigen Kasten eingefügt: „How America eats". Dies war der Titel der regelmäßig erscheinenden Kolumne. In der linken Ecke der unteren Hälfte des Bildes berichtete ein Zweizeiler, dass es zu ‚Miss Schwarzenberg's' Lieblingstätigkeiten gehöre, Lieblingsgerichte ihrer Ursprungsfamilie zuzubereiten.

Unter dem Bild beginnt die erste Spalte mit der fettgedruckten Mitteilung der Redaktion, dass die Verfasserin hinauf nach Vermont gereist sei, um die Rezepte einer ehemaligen österreichischen Prinzessin auszuprobieren und aufzuzeichnen.

Die Kolumne selbst beginnt Clementine Paddelford mit der Überlegung, dass es eigentlich der helle Wahnsinn sei, nahezu 300 Meilen weit nach Vermont zu reisen, nur um dann einen Wiener Schmorbraten einer ehemaligen österreichischen Prinzessin vorgesetzt zu bekommen.

---

[196] Special Collections Research Center, Syracuse University Libraries.

Dabei, so die Verfasserin, könnte doch ihre Großmutter aus Neuengland, wie viele andere in Amerika, spielend gegen all diese Kochkünstler bestehen, gleichgültig, ob sie nun aus Frankreich oder aus Wien kämen oder sogar von einer Prinzessin stammten!

Clementine Paddleford gesteht, sie sei eines Besseren belehrt worden. Unter den Königen der Rostbraten sei der von Anna Schwarzenberg der König gewesen. Großmama müsste zwei oder drei Dinge dazulernen: Dieser königliche Rostbraten hätte den Yankee-Braten, wenn nicht wenigstens um eine Meile, dank des einen oder anderen Gewürzes, geschlagen, aber vor allem durch die alles krönende Zugabe von Wein. (Das war etwas untertrieben, denn Anna Schwarzenberg scheint eigentlich alles auf ihren Braten gegossen zu haben, was ihr an Alkohol überhaupt zur Verfügung stand: eine Tasse Weiß- oder Rotwein, eine Viertel Tasse Cognac oder Whisky und zwei Esslöffel Sherry.)

Ihrem Eingeständnis lässt Paddleford eine sehr kurz gefasste Biographie Anna Schwarzenbergs folgen, in der sie auch auf ihren – wie wir heute sagen würden – Migrations-Hintergrund verweist. Dabei erwähnt Clementine Paddleford auch die Quelle des Wiener Schmorbratenrezepts: Es war aus Anna Schwarzenbergs sehr geliebtem, altem Familienkochbuch entnommen: Vollständige theoretisch-praktische Anleitung zur feineren Kochkunst für herrschaftliche und bürgerliche Tafeln von F. G. Zenker, erster Mundkoch Sr. Durchlaucht des regierenden Herrn Fürsten Joseph von Schwarzenberg, Herzog von Krumau etc. etc. etc. Wien und Prag 1824.

Der Verfasser F. G. Zenker war ursprünglich als Chemiker ausgebildet worden. Er lebte von 1782 und starb wohl nach 1849. Heute wird schon ein Teil seines zweibändigen Kochbuchs im Buchantiquariat mit bis zu 400 € angeboten.

Nach dem Rezept für den „Vienna Pot Roast" folgte der Hinweis, dass die Anleitung für die Schwarzenberg'sche Sachertorte in der nächsten Kolumne nachgeliefert werde. Die in der Menüfolge ebenfalls angekündigte Anleitung für eine Hühnersuppe fiel unter den Tisch.

In ihrem erst 1960 erschienen Kochbuch[197] wird Clementine Paddleford den „Wiener Rostbraten" in „Schwarzenbergrostbraten" umtaufen. Eine Kurzfassung von Anna Schwarzenbergs Geschichte leitet das Bratenrezept ein, dem die Anleitung für die Sachertorte sofort folgt.

---

[197]  Clementine Paddleford: How America Eats, New York 1960.

Es scheint nicht nur das eigentliche Rezept gewesen zu sein, dass Anna Schwarzenberg Eingang in die amerikanischen Küchen verschaffte. Der Klappentext des Buchumschlags für das Reprint des Kochbuchs von 2011 legt die Vermutung nahe, dass die Verfasserin mit ihrer Sammlung zugleich an einer gesellschaftlich verbreiteten Diskussion teilnahm.

Wenn im besagten Klappentext das Reprint von „How America eats" als: „The first and greatest book of regional American cuisine" angekündigt wird, dann führt das Wort „cuisine" mitten in einen Teilbereich für Amerikas Wandel, den die 1936 beginnende Tätigkeit von Clementine Paddleford mit verfolgte.

Es war die Technik, die es zunächst ermöglichte, dass ihre Kolumnen die Bundesstaaten zusammenführten und so ein, wenn auch scheinbar nur auf ein Gebiet beschränkt, Kennenlernen der unterschiedlichen Bürger des weiten Landes ermöglichte.

Clementine Paddleford flog mit ihrem kleinen Flugzeug, das sie selbst steuerte, in die einzelnen Bundesländer, um deren Einwohner nach ihren Kochgewohnheiten zu befragen. Daran hinderte sie auch nicht die Tatsache, dass sie nach einer Krebsoperation immer ein Atemgerät am Hals tragen musste.

Ihre Kolumnen sorgten dafür, dass der amerikanische Speisezettel vielfältiger wurde, weil neue Zutaten zu den Speisen hinzukamen.

Dann führte die Schreckensherrschaft der Deutschen im eigenen Land und in Europa Amerika und den alten Kontinent sehr intensiv zusammen, zunächst zu Hause durch die einströmenden Flüchtlinge und dann über See durch die Kämpfe im Zweiten Weltkrieg und nach deren Ende die Besatzungszeit.

Clementine Paddleford soll einmal gesagt haben[198], dass alle Menschen, die „die Einfachheit guten Geschmacks in der Farm oder in der Stadt, die sie hinter sich gelassen haben, genossen haben",[199] diese nie vergessen. Die Journalistin hatte dies damals rückschauend auf ihre eigene Jugend und Kindheit gesagt und sicher nicht geahnt, wie diese Einschätzung vor allen Dingen auch für die Emigranten galt, wie sehr sie ihnen aus dem Herzen sprach.

Denn Kochen heimischer Gerichte war sicher nicht nur unter den Emigranten in Woodstock-Barnard eine fast kultische Handlung.

---

[198] R. W. Apple jr: A Life in the Culanary Front Lines. In: *The New York Times,* 2005.

[199] „… simplicities of good taste once enjoyed on the farm or in the hometown they left behind."

Carl Zuckmayer berichtet:

> „Meine Frau, die in unserer guten Zeit drüben keinen Kochlöffel angerührt
> hatte, einfach weil die Köchin das alles besser konnte, entwickelte sich zu ei-
> ner Meisterin, Künstlerin europäischer Kochkunst. Dies hatte etwas mit dem
> Heimweh und seiner Überwindung zu tun. Wenn man so aß, wie man's zu
> Hause gewohnt war, dann war man nicht ganz von der Fremde verschlungen
> und verzehrt."

Zuckmayer fügte hinzu, wie emotional seine emigrierten Freunde auf die heimische
Küche reagierten: „Hans Jaray, der Wiener Schauspieler und Komödienautor war
zu Tränen gerührt, als er bei uns einen echten Tafelspitz, bröseliges Rindfleisch, mit
eingebranntem Kohl bekam."[200]
Kochen hatte also einen großen Symbolwert unter vielen Emigranten. Cousine
Simson berichtet[201] über Adolph Schwarzenberg:

> „… und zu dieser Zeit, über die ich schreibe, teilte er (Adolph) mit seiner
> Schwester und ihrem Vetter Franzi Trauttmannsdorff ein Appartement. Sie
> waren alle drei etwas von der molligen Seite und da sie gutes Essen liebten,
> entwickelten sie bald Genialität im Kochen, sie arbeiteten allein und zusam-
> men unter viel Gelächter, Witzen, zahllosen Geschichten und Ausrufen."[202]

Und wieder waren es die Essgewohnheiten in Amerika, die sich änderten.
Im Klappentext des Kochbuches „How America eats" erscheint der Name Julia
Child[203]. Die militärisch bedingten Aufenthalte ihres Mannes, den sie begleiten
konnte, führten sie erst nach Paris und dann nach Marseille. Sie machte sich

---

[200]  Zuckmayer, S. 555.

[201]  Simson, S. 57.

[202]  „and at that time I am writing about, he shared an apartment with his sister Anni and
their cousin Franzi Trauttmansdorff. They were all three ruther on the plump side and
as they loved good food, they very soon developed a real genius for cooking, working at
it singly or all three together with much laughing and joking and numerous stories and
exclamations."

[203]  Julia Child, 1912–2004.

bewusst und professionell mit der französischen Küche vertraut. So besuchte sie in Paris einen sechsmonatigen Kurs in der berühmten Kochschule „Cordon bleu".

Als ihr Mann nach Marseille versetzt wurde, rundete sie ihre Kenntnisse der französischen durch die provenzalische Esskultur ab. Zurückgekehrt nach Amerika veröffentlichte sie ein Kochbuch mit französischen Rezepten. Das Buch[204] wurde ein großer Erfolg und machte die amerikanische Küche zur „cuisine".

Damit kam vor allen Dingen die Abrundung der Speisen durch Wein in die doch eher puritanischen amerikanischen Haushalte. Eine neue Zutat, die Clementine Paddleford in ihrer Kolumne als das herausgestellt hatte, was ihre Großmutter noch zu lernen gehabt hätte und was letztlich den Schwarzenbergbraten zum „König der Könige" unter den Schmorbraten werden ließ.

Die amerikanische Hochachtung vor der französischen Küche erreichte auch Hollywood. 1954 bediente der 1906 in Galizien geborene und daher österreichische Staatsangehörige Billy Wilder in dem von ihm inszenierten Welterfolg „Sabrina" diese Einstellung. In den Hauptrollen waren Audrey Hepburn und Humphrey Bogart zu sehen. Die Botschaft des Filmes war, kurz zusammengefasst, dass europäische Kultur in Amerika Glück brachte. Dazu gehörte auch die Kochkunst und so spielten Teile des Streifens in einer berühmten Pariser Kochschule, in der die weibliche Hauptfigur die Fähigkeiten einer ausgezeichneten Köchin erwirbt.

Dass Kochen im damaligen Amerika als ein Teil der Kultur angesehen wurde, macht der Klappentext zu dem Kochbuch deutlich. Julia Child und ihre kulinarischen Fähigkeiten werden gleichgesetzt mit der „kulturellen Neugier" der Anthropologin Margret Mead.[205] Beiden gleichwertig ist als Dritte im Bunde Amelia Earhart[206], Frauenrechtlerin und Flugpilotin, die von „waghalsiger Begabung" sei.[207]

Clementine Paddleford allerdings habe alle diese Eigenschaften der drei Frauen auf sich vereint. So wird Clementine Paddlefords Kochbuch, entstanden aus den jahrzehntelang veröffentlichten Kolumnen, beileibe nicht nur eine einfache Rezeptsammlung. Es eröffnet den Blick auf neue Kulturen, ist zusätzlich der Beweis, dass Frauen die Fähigkeit haben, Aufgaben zu übernehmen,

---

[204] Julia Child, Louisette Bertholle, Simone Beck: Mastering the Art of French Cooking, New York 1961.

[205] Margret Mead, 1901–1978.

[206] Amelia Earhart, 1897–1937.

[207] „daring flair"

sich Positionen zu erschließen, die bisher rein von Männern dominiert wurden. Frauen fangen an, sich professionell in der Öffentlichkeit zu bewegen und sie zu bewegen. Sie werden, wie die ganze Nation, selbstbewusster und nehmen ihr Leben in die Hand. Von Anna Schwarzenberg heißt es: „Fräulein Schwarzenberg legte ihren Titel ab[208] und ergriff nach dem Ersten Weltkrieg den Beruf einer Krankenschwester."[209]

Und dann fällt die Amerikanerin Clementine Paddelford ihr Urteil:

> „Unsere Gastgeberin, eine dunkle Frau mit warmen, dichten Haaren, mit tiefliegenden blauen Augen und sensiblen Händen, schien so zur Landschaft Vermonts zu gehören wie die Eingebornen hier überall. Sie hatte deren direkte Art."[210]

Im Reprint des Kochbuchs von 1966 finden wir die Beschreibung Anna Schwarzenberg als Teil von Vermont nicht mehr. Sie ist nun eingebettet in den Schlusssatz des Klappentextes: „Hinter jedem Rezept steckt eine außergewöhnliche Geschichte eines alltäglichen Menschen. Diese Geschichten machen aus dem Buch mehr als nur ein reines Kochbuch, sondern auch ein Portrait von Amerika."[211]

Im Nachlass Clementine Paddlefords befindet sich das Manuskript, aus dem damals die Kolumne in der *New York Harold Tribune* entnommen wurde. Dieser Entwurf berichtet im Detail, wie Anna Schwarzenbergs Leben verlaufen war und gibt Antwort auf die Frage, ob Clementine Paddlefords Interesse an Anna Schwarzenberg davon geleitet wurde, weil sie eine Prinzessin war, oder ob sie das erfüllte Leben dieser Frau interessierte, die, obwohl in die Wirbel ihrer Zeit geraten, aus diesem Leben für sich und andere etwas machte.

---

[208] Hier irrt Clementine Paddlefort. Tante Anni verzichtete nicht auf ihren Titel, sondern die junge österreichische Republik schaffte alle Adelstitel ab, im Gegensatz zur Weimarer Republik, in der die Adelstitel als „Bestandteil des Namens" weiterbestanden.

[209] Familienarchiv Murau: „… Miss Schwarzenberg – she dropped her title completely at the end of World War I when she took up a nursing career."

[210] Familienarchiv Murau: „Our Hostess, a dark woman with warm heavy hair, with deep set blue eyes and sensitive hands, seemed to belong as much to this Vermont countryside as the natives there abouts. She has their same direct way."

[211] Clementine Paddleford: How America Eats, New York 1960. Reprint 1966.

# Schluss

In ihrem letzten Brief an die Freundin Dorothy Thompson schrieb Anna Schwarzenberg[212]: „Es freut mich sehr, dass mich sogar die Vermonter mögen – aber sie können mich nicht lieber haben als ich sie. O! was habe ich für ein Heimweh nach meinem Vermont."[213]

Sie hatte ihre Heimat in Vermont gefunden. Anna Schwarzenberg genoss das Leben in Europa und genoss ihre Aufenthalte dort, aber ihr eigentliches Leben fand für sie in Vermont statt. Ihr Gefühl, in Europa in eine andere Welt zurückgekehrt zu sein, obwohl sie einst die ihre gewesen war, macht ein früherer Brief an Dorothy Thompson deutlich. Anna Schwarzenberg schwankte zwischen Freude der Wiederkehr und großer Sehnsucht nach „ihrem" Vermont–

> „– aber ich unterhalte mich wie nie zuvor. Keine Kriegsgespräche, die Menschen, vor allem hier in Wien, haben sie einen unglaublichen Mut, ich glaube, dass die menschliche Natur mit Lebensangst überfüttert werden kann – sie sind jenseits dieser Art von Furcht. Selbst Menschen die ich als alles andere als Helden kenne, zucken mit den Schultern bei der Erwähnung von Gefahr. Es ist nicht nur die österreichische ‚Wurstigkeit', es ist wirklicher Mut, aus den Tiefen von Furcht und Schrecken entstanden. Das klingt widersinnig, aber alles in Europa ist widersinnig. Aber – Gott, es ist wunderschön, und das Essen! Ich habe die ganze Zeit Verdauungsprobleme! … Ich war einige Tage auf dem Land, bedient an Hand und Fuß von alten Dienstboten – ich weiß nicht ob ich mich erinnern werde, wie man ein Bett macht, alleine Wäsche aufhängt oder vor allem wie man kocht! – Ich habe den Abschaum der Welt durchsetzt mit Royals in Monte Carlo gesehen – habe diniert in der Welt bestem Lokal (Hôtel de Paris, Monte C.) Rühreier mit Trüffel gegessen, würdig für – oh nein, nicht Könige – sondern für Stalin

---

[212] „It gives me great joy to know that even Vermonters like me – but – they couldn't like me more than I love them. Oh! how homesick I am for my Vermont."

[213] Syracuse University Libraries, Brief an Dorothy Thompson, 9. Dezember 1953.

persönlich. Geschäfte erledigt, meine Anwälte wurden damit nicht fertig. Ich habe ein Haus in Salzburg verkauft und bin dabei, dasselbe in Menton zu tun, half meiner Schwester bei der Verwaltung eines Grundstücks vor den Toren von Wien, – habe alle Mitglieder meiner Familie gesehen und habe jedermann großzügig erlaubt, mich zu verwöhnen. Jetzt beende ich meinen glanzvollen Auftritt in Europa. Ich werde zur Kaiserhochzeit nach Nancy gehen. Es ist wie eine Pilgerfahrt von diesen Teilen und die Geschenke sind mehr als rührend."[214]

Anna Schwarzenberg nahm an allem teil – als Zuschauerin.

Sie war in Amerika ‚angekommen'. In Vermont fand Anna Schwarzenberg endlich für wenige Jahre eine neue Heimat. Ihr Berufsleben hatte nicht immer mit dem übereingestimmt, was sie als sinnvoll ansah. Karolina Lanckorońska schrieb über diese Zeit:

> „Ihr bedeutendes Organisationstalent machte es, dass sie später berufen wurde, große Verantwortung zu übernehmen … sie hat in Genf, in London und später in New York großes geleistet, aber so glücklich wie einst war sie nicht. ‚Natürlich habe ich immer Sehnsucht nach dem Krankensaal, doch meine jetzige Arbeit muss eben auch gemacht werden.' …

---

[214] „– but I'm enjoying myself as I have never done before. No wartalk here, people especially here in Viennea have unbelievable courage, I believe human nature can be saturated with jitters – they have gone beyond that agony of fear. Most even people I have known to be no heroes just shrug their shoulders at the mentioning of danger. It is not only Austrian ‚Wurstigkeit' it is real courage born out of the depths of fear and horror. It sounds paradoxical, but everything in Europe is paradoxical. But – Lord it is beautiful, and the food! I have indigestion all the time! … I had quite days in the country waited on hand and foot by old servants – I don't know if I remember to make a bed – let alone hang out the wash or even less how to cook! – I have seen la racaille du monde entire sprinded with Royalty in Monte Carlo – have dined at the world's best hotel (Hotel de Paris, Monte C.) eaten des oeuf broulliers en truffes fit for – oh no, not kings – no – fit for Stalin in person. Cleared up pending business, my lawers could not cope with! I have sold one house in Salzburg, am about to do the same with another in Menton, helped my sister with the andministration of a property we have near Vienna – seen all the members of my family and have graciously permitted everybody to spoil me. Now I finish off my glorious stay in Europe, I'll go to the Kaiserhochzeit to Nancy. It's like a pilgrimage from these parts and the presents more than touching."

Dass diese jahrzehntelange organisatorische Tätigkeit niemals das unmittelbare ihrer Herzenswärme und ihr Interesse am Einzelfall abzustumpfen vermochte, gehört zu den seltenen Ausnahmen in der Geschichte der sozialen Arbeit. In ihrem Heim in Amerika, im Staate Vermont, hat sie Heimarbeit im großen Stil organisiert, die so manchem Flüchtling Verdienst brachte. Das war ihre letzte soziale Leistung."

Es gibt eine Schell-Studie aus dem vorigen Jahrhundert, in der festgestellt wird, dass Heimat dort ist, wo man etwas Sinnvolles tun kann, also gebraucht wird und Anerkennung findet. Das gelang Anna Schwarzenberg in ihrem Leben. Auch dürfte sie, selbst in Amerika, nie wirklich einsam gewesen sein und sie war nicht unvermögend. Demnach könnte man sagen, dass sie bei allen Schwierigkeiten gemessen an den Menschen ihrer Generation noch Glück hatte. Der große österreichische Schriftsteller Friedrich Torberg lässt in seinem Kultbuch der 1960er-Jahre die weise Jüdin Tante Jolesch sagen: „Gott soll einen hüten vor allem, was noch ein Glück ist."[215]

---

[215] Torberg, Friedrich: Die Tante Jolesch oder der Untergang des Abendlandes in Anekdoten und Die Erben der Tante Jolesch oder des untergehenden Abendlandes, zweiter Teil, Stuttgart 2019, S. 17.

# Danksagungen

Danksagungen des Autors am Ende seines Buches sind eigentlich immer ein zum Scheitern verurteilter Versuch. Es wird dem Autor nie gelingen, alles zu benennen und allen zu danken, die gerade dieses Buch durch Anregungen und Hinweisen in Begegnungen in Literatur und Gesprächen mitgetragen und damit erst möglich gemacht haben. Das gilt besonders für dieses Buch, das ich im hohen Alter schreiben durfte. Es ist bestimmt von der Summe dessen, was ich an Anregungen und Wissen im Laufe meines Lebens von anderen erfahren durfte. Alle die aufzuzählen, deren Hilfestellung meine Gedanken angeregt und endlich zu diesem Buch geführt haben, würde den Rahmen sprengen und wäre insofern unvollkommen, als es auch Blickwinkel enthält, deren Urheber ich mir gar nicht bewusst bin. So möchte ich, sie alle gedanklich mit einbeziehend, mich dankbar auf wenige Namen und Institutionen beschränken.

Seit vielen Jahren mit der Gedenkstätte Deutscher Widerstand in Berlin und ihrem Leiter Professor Johannes Tuchel verbunden, habe ich von dort immer wieder Unterstützung jeglicher Art empfangen. Das gilt auch für dieses Buchprojekt.

Das Erscheinen des Buches wäre nicht möglich gewesen, ohne die tatkräftige Hilfe der Fürstlich Schwarzenberg'schen Familienstiftung, auch ihr gilt mein Dank.

Das Projekt hat sich über Jahre hingezogen und dabei hat mich meine engere und weitere Familie immer interessiert und kritisch begleitet. Viele dieser Verwandten leben heute nicht mehr und so möchte ich stellvertretend für sie alle, meinem Sohn Franz Alexander für Begleitung und motivierende Unterstützung danken.

Selbstverständlich gilt mein Dank auch dem Verlag der Wissenschaftlichen Buchgesellschaft in Darmstadt und ihren Mitarbeitern, die das Buch „Im Wirbel der Zeiten" mit Sorgfalt und Engagement zur Veröffentlichung brachten.

Last but not least gilt mein Dank aber auch jedem Leser, der sich bis hierhin durch das Buch hat leiten lassen.

# Literaturnachweis

## Quellen

Deutsches Schiller-Archiv Marbach. Zuckmayer-Herdan, Alice 1953–1957. 96.6.295/1–6.

Zuckmayer-Herdan, Alice, Maria Stadler 96.6.1099/2.

Herdan-Zuckmayer, Alice 8.2.1952 2.131 m.Beil.

Schwarzenberg'sches Familienarchiv Murau/Steiermark, Lade 32.

Archiv Rudolfinerhaus Wien A 59 4, A 59,8.

Landesarchiv Land Steiermark.

Kislak Center for spezial Conections, rare Books and Manuscripts University of Pensylvania Ms Collection 575 folder 119.

Virginia Historical Society, The story of Virginia Richmond Virginia.

Special Collection Research Center University Archivs Syracuse.

## Literaturangaben

Arendt, Hannah: Wir Flüchtlinge. Mit einem Essay von Thomas Meyer, Berlin 1918.

Bridges, Daisy Caroline: A History of the International Council of Nurses 1899–1964. The first sixty-five years, Philadelphia 1967.

Brush, Barbara L., Joan E. Lynough etc.: Nurses of All Nations. A History of the International Council of Nurses 1899–1999, Piladelphia 1999.

Bryson, Bill: Sommer 1927, München 2016.

King, David: Wien 1814. Von Kaisern, Königen und dem Kongress, der Europa neu erfand, München–Zürich 2014.

Kolling, Hubert: Biographisches Lexikon der Pflegegeschichte, Who was who in Nursing History, Bd. 4, München 2008.

Lühe von der, Irmela: Wir Flüchtlinge. Hannah Arendt und Jean Améry über Heimat und Exil. In: Marisa Siguan, Loreto Vilar, Rosa Pérez Zancas, Linda Maeding (Hrsg.): Kreuzwege, Neuwege. Literatur und Begegnung im deutschen und spanischen Exil. Würzburg 2014.

McGann, Susan: The Battle of the Nurses. A Study of Eight Women who influenced the Development of Professional Nursing 1880–1930, London 1992.

Paddleford, Clementine: How America Eats. The Great American Cookbook, (Reprint) New York 2011.

Schnabel, Franz: Deutsche Geschichte im 19. Jahrhundert. Band 4 (Die religiösen Kräfte), Freiburg 1937, Nachdruck München 1987.

Schwarzenberg, Colienne, Marysia Miller-Aichholz, Erkinger Schwarzenberg (Hrsg.): Johannes E. Schwarzenberg. Erinnerungen und Gedanken eines Diplomaten im Zeitenwandel, Wien 2013.

Schwarzenberg, Fürst Karl zu: Geschichte des reichsständischen Hauses Schwarzenberg, Neustadt an der Aisch 1963.

Seidl, Elisabeth, Hilde Steppe (Hrsg): Sozialgeschichte der Pflege in Österreich. Krankenschwestern erzählen über die Zeit von 1920 bis 1950, Wien–München–Bern 1996.

Spinney, Laura: 1918 – Die Welt im Fieber. Wie die Spanische Grippe die Gesellschaft veränderte, München 2018.

Stadler, Friedrich (Hrsg.): Kontinuität und Bruch 1938–1945–1955. Beiträge zur österreichischen Kultur- und Wissenschaftsgeschichte, Münster 2004.

Steinacher, Gerald: Hakenkreuz und Rotes Kreuz. Eine humanitäre Organisation zwischen Holocaust und Flüchtlingsproblematik, Wien 2013.

Torberg, Friedrich: Die Tante Jolesch oder der Untergang des Abendlandes in Anekdoten und Die Erben der Tante Jolesch oder des untergehenden Abendlandes zweiter Teil, Stuttgart 2019.

Türk, Henning: „Ich gehe täglich in die Sitzungen und kann die Politik nicht lassen". Frauen als Parlamentszuschauerinnen und ihre Wahrnehmung in der politischen Öffentlichkeit der Märzrevolution 1948/49. In: Geschichte und Gesellschaft 43 (2017), Heft 4, S. 497–525.

Walter, Ilsemarie: Initiation in eine Schwesternschaft? In: Elisabeth Seidl, Hilde Steppe (Hrsg.): Sozialgeschichte der Pflege in Österreich. Krankenschwestern erzählen über die Zeit von 1920 bis 1950, Wien–München–Bern 1996.

Wimmer, Lothar: Zwischen Ballhausplatz und Downingstreet, Wien–München 1958.

Im Zeichen der drei Deklarationen … (Ausstellungskatalog), Prag 2016.

Zuckmayer, Alice: Das Scheusal – Die Geschichte einer sonderbaren Erbschaft, Frankfurt/Main 1972.

Zuckmayer, Carl: Als wär's ein Stück von mir, Stuttgart 1966.

# Abbildungsnachweis

Abb. 1–4, 6, 9, 10: aus dem Privatbesitz der Autorin

Abb. 5: wikimediacommons (c) Werckmeister

Abb. 7–8: Daisy Caroline Bridges: A history of the International Council of Nurses 1899–1964. The first years, London 1967

Abb. 11: aus dem Schwarzenberg'schen Familienarchiv, Lade 32